Die Akupressur

Printed in the European Union.
ISBN 3 - 85049 - 507 - 8

Akupressur

Naturmedizin zum Selbstanwenden

von Prof. Hademar Bankhofer

INHALT

I. Das ist Akupressur

Eine uralte Idee wird zur neuen Naturheilkunde.

Reibe-Massagen in der Antike.

Wenn man die Geschichte der Naturheilkunde zurückverfolgt, so findet man bereits in steinzeitlichen Höhlenzeichnungen in Südfrankreich Darstellungen von Menschen, die sichtlich ihre Schmerzen mit Reibebewegungen ihrer rechten Hand bekämpfen.

In der Antike war das Gesundreiben eine viel gelobte Methode. Der griechische Arzt Hippokrates, der von 460 bis 377 vor Christi Geburt lebte und der auf der Insel Kos eine Mediziner-Schule und ein Krankenhaus führte, behandelte viele Patienten mit sogenannten Reibe-Massagen. Seine Ärzte gaben auch eine Reihe von Reibegriffen den Kurierten mit nach Hause, damit sie wiederkehrende Beschwerden selbst wegbringen konnten.

Hippokrates war der Meinung: Die Kraft der menschlichen Hand ist eine starke Macht, die man gegen viele Krankheiten erfolgreich einsetzen kann.

Der «Vater der Medizin», wie man Hippokrates heute noch nennt, kombinierte sehr gerne das Gesundreiben mit anderen Naturheilmethoden. Er war überzeugt, dass das Reiben gewisser Hautstellen manche Therapie unterstützen kann.

Der griechische Philosoph Aristoteles, der von 384 bis 322 vor Christi Geburt lebte, schreibt in seinen umfangreichen naturwissenschaftlichen Arbeiten ebenfalls von Massagen und Reibeübungen, die verschiedene Leiden besiegen können. Sein Schüler Theophrast, einer der Begründer der Pflanzenbiologie, verfasste eine Arbeit über den Genuss von Knoblauch, verbunden mit dem Reiben der Waden, gegen müde, schmerzende Beine.

Auch in der römischen Heilkunde wird das Gesund-Reiben des öfteren erwähnt. Der Naturforscher Plinius nennt einige besonders populäre Reibeübungen gegen Magenbeschwerden und Kopfschmerzen. Und der aus Griechenland stammende Diskorides, der als Militärarzt im Gefolge von römischen Legionen durch das Reich zog, lobte das Massieren und Reiben als Heilmethode. Er berichtete mehrmals, dass römische Legionäre, wenn sie keine andere Möglichkeit hatten, sich bei Unwohlsein und Schmerzen mit dem Warmreiben von bestimmten Hautstellen halfen.

Plinius, der Ältere, kannte ebenfalls Reibegriffe. Und Galenus, der Leibarzt von Kaiser Marc Aurel, soll seinem Kaiser eines Nachts einzig und allein mit dem Reiben der Fußsohlen die quälenden Kopfschmerzen vertrieben haben. Später im Mittelalter rieb man sich am Hof des Alfons XI. von Kastilien nicht nur die Haut, weil man damals von Läusen und Flöhen geplagt wurde. Man rieb sich auch die Gliedmaßen, den Nacken und den Rücken, um Gelenkschmerzen und Magenschmerzen loszuwerden. Damals ließ man sich von anderen reiben und sprach von einem Wunder, wenn man danach keine Schmerzen mehr verspürte.

Auch Paracelsus, der mit richtigem Namen Theophratus Bombastus von Hohenheim hieß, würdigte in seinen über zweihundert Schriften über die Medizin und Naturheilkunde mehrmals das «Wunder des Reibens auf der menschlichen Haut». Eine interessante Rolle spielte das Gesund-Reiben bei den großen Seefahrern. Admiral Sir Francis Drake trug in seine Tagebücher mehrmals Fälle ein, die allein durch das Reiben der Haut geheilt werden konnten. Der portugiesische Entdecker Vasco da Gama berichtete im Jahr 1498, dass er an Bord einen Seemann hatte, der anderen mit seinen Händen «allein durch Reiben» gegen Krankheit und Tod helfen konnte. Christoph Columbus soll sich angeblich bei starken Kopfschmerzen intensiv die Stirne über den Augenbrauen gerieben haben. Er war ein Verfechter des Gesundreibens.

Sir Francis Drake schrieb in seinem Tagebuch von «vielen wunderbaren Heilungen durch das Reiben der Finger auf der Haut an Kopf, Brust, Armen und Beinen, dort, wo keine Medizin helfen konnte».

Die «Reibe-Mönche» im Mittelalter

Eine ganz wesentliche Aufgabe zur Verbreitung der Naturheilkunde, insbesondere der Kräuterheilkunde, kam im Mittelalter dem Klerus zu. Viele Mönche in den Klöstern legten Kräutergärten an, schrieben Rezepturen nieder und heilten viele, viele leidende Menschen. Den Mönchen ist es zu danken, dass es heute noch so ein reiches Wissensgut über naturheilkundliche Mittel gibt.

Und gerade in diesem Zusammenhang ist es interessant, dass es sowohl herumziehende als auch in Klöstern sesshafte Mönche gab, die in der Bevölkerung die Bezeichnung «Reibe-Mönche» trugen. Gemeint waren damit Mönche, denen einfache Menschen «heilende Hände» nachsagten. In Wahrheit verstanden sich diese Männer auf die Kunst des Gesundreibens. Während in China Millionen Menschen sich längst auf dem Land und in der Stadt mit Akupressur viele Leiden vertrieben, galten die Reibe-Mönche mit ihren sicher viel einfacheren Kenntnissen als «Wunderheiler». Vor allem staunten einfache Menschen gleichermaßen wie reiche, gebildete Leute, wenn so ein Reibe-Mönch etwa Schmerzen im Rücken durch eifriges Reiben an der Fußsohle vertrieb.

Besonders erfolgreiche Reibe-Mönche gab es in Spanien, Frankreich, Italien und im mitteldeutschen Raum.

Die Geschichte erzählt in der Überlieferung von einer einzigen Frau, die sich auf diesem Gebiet beschäftigte. Man kann sie nicht direkt als «Reibe-Nonne» bezeichnen. Dennoch hat sie in ihrem Bemühen, ihren Mitmenschen gegen Krankheiten zu helfen, auch die Methode des Reibens zu Hilfe genommen. Diese Frau war die Klosterfrau Maria Clementine Martin, geboren am 5. Mai 1775. Sie trat als junges Mädchen in ein Karmeliterinnen-Kloster ein und interessierte sich schon von frühester Jugend an für Naturarzneien, vorwiegend für die Wirkung der Melisse auf den menschlichen Organismus. Bei ihrer Ordenstätigkeit in einer belgischen Klosterapotheke erfand sie die Herstellung des «ächten Melissenwassers», später einfach als Klosterfrau Melissengeist bezeichnet. Als Maria Clementine Martin durch Napoleon, der die Klöster auflöste und den Kirchenbesitz verstaatlichte, vertrieben wurde, kam sie zuerst im Jahr 1811 nach Münster. Hier soll sie erstmals Kranken geholfen haben, indem sie ihnen ihren Melissengeist verabreichte. Aber man erzählte auch vor allem in Adels- und Soldatenkreisen von äußeren Behandlungen und Heilungen. Die Klosterfrau trug den Melissengeist mit zarten Fingern auf gewisse Hautstellen auf und vollzog dann reibende Bewegungen, um bestimmte Leiden zu vertreiben.

Das praktizierte Maria Clementine Martin auch vom Jahr 1825 an, als sie sich in Köln gegenüber dem Westportal des Domes niederließ und ein Jahr später mit Unterstützung von Erzbischof Graf Spiegel ein Lokal eröffnete, in dem sie ihren Melissengeist erzeugte und verkaufte. Zu dieser Zeit soll die Klosterfrau oft und oft in Vorträgen und Schriften betont haben, dass man den Melissengeist auch äußerlich anwendensollte, um sich schneller «Gesundreiben» zu können. Heute hat die moderne Naturmedizin in wissenschaftlichen

Untersuchungen den Beweis erbracht, dass Maria Clementine Martin ihrer Zeit weit voraus war.

Die Reibebäder des Louis Kuhne

Durch die immer größer werdende Kluft zwischen Naturheilkunde und Schulmedizin wurde das Wissen um das Gesundreiben mehr und mehr verdrängt, lächerlich gemacht, verworfen und geriet dadurch sehr leicht in Vergessenheit.

Und während im asiatischen Raum die Akupressur und viele andere und ähnliche Naturheilmethoden gefördert und praktisch angewandt wurden, wussten in Europa bald nur mehr vereinzelte Menschen von der wunderbaren Kraft der reibenden Hände auf der Haut. Und so verschwand eine so einfache und selbstverständliche Natur-Therapie vollkommen aus dem Wissen der Bevölkerung und wurde zu einer unterbewussten, instinktiven Geste verdrängt.

Der einzige Naturheiler, der im übertragenen Sinn die Kraft des Reibens weiterverfolgte und für seine Therapie verwendete, war Louis Kuhne, der von 1835 bis 1901 lebte. Er fand heraus, dass das Baden allein den Menschen gesundheitlich sehr viel helfen kann, dass aber durch das Reiben der Haut dabei die entgiftenden Reize des Bades über die Haut, die Nieren, die Lungen und den Verdauungsapparat verstärkt werden.

Heute noch kennt man in der Naturheilkunde das Rumpf-Reibebad. Das Wasser dazu muss kalt, aber verträglich sein. Kuhne riet zu Temperaturen zwischen 20 und 28 Grad Celsius. Nur ein wirklich abgehärteter Körper kann auf 16 Grad Celsius heruntergehen. Die Dauer des Bades wird mit fünf bis zehn Minuten angegeben. Der Patient stellt sich mit gut erwärmten Körper vor das Waschbecken, taucht einen großen Lappen in das Wasser und streicht damit vertikal über den Unterleib und die Geschlechtsorgane. Anschließend muss er sich rasch wieder erwärmen. Man wendet das Rumpf-Reibebad gegen Magen- und Darmbeschwerden und nervöses Leiden an.

Ebenfalls bis heute hat sich in der Wasser-Therapie das Reibe-Sitzbad erhalten. Es wird zur allgemeinen Körperentgiftung angewendet. Der Patient sitzt auf einem Brett über der Wasserfläche in der Wanne, die Füße im Wasser. Das Wasser soll eine Temperatur von etwa zwölf Grad Celsius haben. Zehn Minuten lang taucht man nun ein Tuch ins Wasser und reibt sich damit zart über die Geschlechtsteile. Man muss dabei reichlich Wasser verwenden. Dann gut abtrocknen und eine Stunde lang im Bett ruhen. Dieses Reibe-Sitzbad wird heute noch gegen Menstruationsbeschwerden, Ausfluss und vegetative Dystonie eingesetzt.

Gesundreiben - die Vorstufe der Akupressur

Es gibt keinen Zweifel: Die Akupressur hat ihren Stellenwert inmitten einer Reihe von anerkannten Naturheil-Therapien, die alle darauf zielen, mit Hilfe der Hände oder mit Hilfe von irgendwelchen Geräten über bestimmte Hautpunkte und Nervenbahnen gezielt Organe, Muskelteile und Knochenbereiche zu aktivieren und zu einer Selbstheilung anzuregen. Im Folgenden sollen die Unterschiede dieser Therapien kurz aufgeführt werden, damit jeder Vergleiche ziehen kann.

Die Ya-Ya-Methode

Die Ya-Ya-Methode ist die älteste asiatische Therapie. «Ya-Ya» heißt «Druck-Druck». Man verwendet für diesen Druck die Fingerspitzen oder die Fingernägel. Sie werden an ganz gezielten Punkten auf der Hautoberfläche angesetzt. Diese Methode war in China vor der Akupressur und der Akupunktur da.

Die Akupressur-Methode

Bei der Akupressur - der Vorstufe der Akupunktur - wird anstelle der Nadeln ein Finger oder ein Knöchel zum Druck auf einen ganz bestimmten Punkt angesetzt. Die medizinische Grundanschauung dazu lautet bei den Chinesen:

Der menschliche Körper wird dicht unter der Haut von sogenannten Meridian-Linien durchzogen. Entlang dieser Linien befinden sich Meridian- oder Akupressur-Punkte. Das sind ganz besonders empfindliche Hautstellen. Von hier aus gibt es direkte «Leitungen» zu einzelnen Organen oder anderen Körperteilen. Der Druck auf einen Akupressur-Punkt löst also an einer anderen Stelle eine Reaktion aus. Die kann nun beruhigend oder anregend sein. Im Endeffekt ist das der Weg zu einer Heilung, besser gesagt zu einer Selbstheilung. Das Entscheidende bei der Akupressur ist ein sieben Sekunden langer Druck auf einen einzigen Punkt.

Die Shiatsu-Methode

Diese Therapie ist uralten japanischen Ursprungs und könnte im übertragenen Sinn mit unserer Chiropraktik, Bindegewebsmassage und Reflexzonen-Therapie verglichen werden. Shiatsu heißt Fingerdruck. Man verwendet vorwiegend die Fingerspitzen und setzt diese auch wieder an ganz bestimmten Punkten auf der Körperoberfläche an.

Die Kai-Tak-Methode

In China hat man eine Kombination von Akupressur mit Magnet-Therapie gefunden. Das ist Kai-Tak. Die Methode wird hauptsächlich im Bereich des Ohres angewandt. Der

Druck auf ganz bestimmte Punkte am Ohr wird nicht mit den Fingern, sondern mit speziellen Magnet-Clips ausgeübt. Kai-Tak wird gegen Alkoholüberkonsum, Rauchen, Übergewicht und vielen Arten von Schmerzen angewandt. Während in China die Erfolgsquote sehr hoch ist, hilft die Methode in der westlichen Welt manchen Menschen nicht.

Die Homöopressur-Methode

Die Homöopressur-Methode ist über 100 Jahre alt und ist eine Kombination von Akupressur und Homöopathie. Der Arzt Dr. August Weihe aus Herford hat sie erstmals praktiziert. Man drückt mit einem Finger einen bestimmten Punkt, nachdem man spezielle homöopathische Tropfen genommen hat. Die Methode hat wenig Verbreitung.

Die Reflexzonen-Therapie

Diese Methode basiert ebenfalls auf der Erkenntnis, dass unsere Haut ständig mit unseren inneren Organen, mit der Wirbelsäule und mit den Muskeln in Verbindung steht. Der englische Nervenarzt Dr. Henry Head, der von 1861 bis 1940 lebte, erforschte die Zusammenhänge genau und hat eine Art «Landkarte» der Hautreflexzonen gezeichnet. Daher spricht man auch von den Head'schen Zonen. Die Reflexzonen-Therapie ist wieder ein ganz spezieller Fall: Sie basiert auf der Erkenntnis, dass von den Fußsohlen aus Energieverbindungen zu den einzelnen Organen bestehen. Sicher aber kann man davon ausgehen, dass das Gesundreiben als wesentliche Vorstufe der Reflexzonen-Massage angesehen werden kann, denn hier wird nicht ein einziger Punkt auf der Hautoberfläche angepeilt, sondern eine größere Fläche.

Die Vorteile der Akupressur

Vieles spricht für die Akupressur als ideale Methode im Kampf gegen Schmerzen und Alltagsbeschwerden:

- Beim Reiben wird grundsätzlich nicht nur ein einziger Punkt auf der Hautoberfläche angesprochen. Das bedeutet, dass der Laie, der sich selbst rubbelt, auf jeden Fall das sensible Reaktionsfeld trifft. Bei einem einzigen Punkt ist immer die Gefahr, dass man ihn nicht genau findet. In diesem Fall kann es sein, dass man sich auf einen falschen Punkt fixiert und mit dem Druck darauf absolut nichts auslöst.

- Während sich auf Grund medizinischer Laboruntersuchungen an der Hauttemperatur beim Druck so gut wie nichts ändert, so entstehen durch das Reiben merkbar höhere Temperaturen. Diese wieder fördern die Leitfähigkeit der Nervenbahnen und sorgen dafür, dass die «Genesungs- oder Heil-Information» rascher ans Ziel gelangt. Man kann es selbst beobachten und testen: Wenn Sie an Ihrer Haut reiben, dann wird sie warm oder gar heiß.

- Die Reibe-Bewegung gibt eine bessere Gelegenheit, sich auf die Therapie zu konzentrieren. Das Reiben hat etwas Beruhigendes und Rhythmisches.

- Beim Reiben kann jeder auch besser Rücksicht auf seine Haut nehmen. Reiben lässt sich besser in der Intensität steuern als ein Druck. Manche Menschen, die sehr sensibel sind, haben schon mit ganz sanften Reibe-Bewegungen Besserungen erzielt. Andere wieder müssen etwas intensiver reiben.

II. Die Technik der Akupressur

Alles was man über Akupressur wissen muss

Das «Werkzeug» für die Akupressur

Viele von uns haben sich einfach angewöhnt, beim Auftauchen von Unwohlsein und den geringsten Schmerzen sofort zu starken Medikamenten zu greifen. Irgendwo hat sich bei manchen von uns der Irrglaube verankert, so ein chemotherapeutisches Mittel wäre ein Zauberding, welches uns augenblicklich von allen gesundheitlichen Problemen befreit. Im Grunde genommen verdrängen wir das Leiden oder den Schmerz. Denn, wenn wir auch nichts mehr spüren, die Erkrankung ist weiter da und braucht Behandlung. Zusätzlich aber werden Magen, Nieren und Leber durch starke Medikamente, die oft ohne ärztliche Kontrolle eingenommen werden, schwer belastet und in Mitleidenschaft gezogen.

Gerade bei alltäglichen Beschwerden sollten wir daher immer zuerst die Kräfte der Natur nützen, sollten nicht - wie Prof. Dr. Günther Willuhn von der Universität Düsseldorf es ausdrückt - mit «Kanonen auf Spatzen» schießen.

Dazu kommt noch, dass die Wartezimmer der Hausärzte überfüllt sind und Patienten mit schweren Erkrankungen viel zu lange warten müssen. Der Grund: Sehr oft sitzen Menschen da und bitten vom Hausarzt Hilfe für Kleinigkeiten, die sie mit einiger Aktivität selbst bekämpfen könnten. Sehen Sie: Genau für solche Fälle ist auch die Akupressur gedacht. Wenn der Arzt nämlich sich nicht mit täglichen Befindlichkeitsstörungen von Patienten abgeben muss, kann er sich mehr den schwerwiegenden gesundheitlichen Problemen von Patienten widmen.

Für die vielen kleinen Alltagsleiden gibt es eine Reihe von erfolgreichen Naturmethoden wie Kräuter-Therapie, Wasser-Therapie, Vitamin- und Mineralstoff-Therapie, Homöopathie und vieles andere. Genau dazu gehört die Akupressur. Wenn Sie keinen Kräutertee oder sonst kein Naturheilmittel bei sich haben: Die Akupressur können Sie immer durchführen sie brauchen dazu nur folgendes «Werkzeug»:

- Ihre beiden Hände - zumindest die rechte Hand - mit den fünf Fingern.
- Ihre Haut.
- Das vorliegende Buch.
- Und den festen Glauben an das Gesund-Reiben.

So funktioniert die Akupressur

Sie werden sich nun vielleicht fragen: Wie kann denn so etwas eigentlich funktionieren? Man reibt sich mit den Fingern an einer ganz bestimmten Körperstelle und kann damit Schmerzen wegbringen oder sogar Heilungsprozesse im Organismus einleiten! Lassen Sie sich das Geheimnis des

Rubbelns erklären:

Im menschlichen Körper zirkuliert ununterbrochen positive Energie und zwar in Strömungen, die man heute bereits messen oder über Monitore sogar sichtbar machen kann.

Diese Energieströme durchziehen den Körper dicht unter der Hautoberfläche in festgelegten Bahnen. Auf diesen Bahnen liegen unsere sogenannten Rubbel-Zonen. Es handelt sich dabei um Hautflächen, die besonders sensibel sind und die unmittelbar mit den Energie-Bahnen in Verbindung stehen. Das bedeutet: Wenn jemand so eine Rubbel-Zone aktiviert, aktiviert er auch einen ganz bestimmten Energiestrom im Organismus.

Praktisch gesehen geschieht dann Folgendes: Man reibt eine dieser besonders empfindlichen Rubbel-Zonen und gibt damit über die Energiebahn eine gezielte Information an ein Organ, an die Wirbelsäule oder an eine Muskelgruppe weiter.

Diese Information kann jetzt zwei verschiedene Impulse auslösen: Entweder wird die betreffende Körperstelle bewusst beruhigt, weil sie entzündet ist oder überaktiv ist. Oder aber die Körperstelle wird aktiviert, wird zu einer Selbstheilung, zur Stärkung der natürlichen, körpereigenen Abwehrkräfte angeregt.

Auf diese Weise kann das Rubbeln wieder ein harmonisches und gesundes Kräfteverhältnis im Körper herstellen.

Gleichzeitig mit der Weitergabe von Informationen und

Impulsen über unsere Energie-Bahnen werden das Blut aktiviert, die Drüsen angeregt, der Abtransport der Schlackenstoffe und Gifte im Körper beschleunigt und eine seelisch-geistige Entspannung herbeigeführt.

Wann kann Akupressur angewendet werden und wann nicht?

Es ist eigentlich alles ganz einfach: Wenn man an irgendeiner Körperstelle Schmerzen empfindet und aus Erfahrung oder einer korrekten Selbstbeobachtung weiß, woher diese Schmerzen kommen, dann kann man sich an Hand des Buches orientieren, die entsprechende Rubbellzone ausfindig machen und reiben.

Lassen Sie sich aber niemals auf eine gewagte Selbst-Diagnose ein, wenn gewichtige Schmerzen oder Störungen zum ersten Mal auftreten. Gehen Sie sofort zum Arzt. Ich möchte noch einmal betonen: Die Akupressur ersetzt niemals den Arzt. Im Gegenteil: Sprechen Sie mit Ihrem Arzt über das Gesund-Reiben, über das Gesund-Rubbeln.

Sie können sicher von einem erfahrenen Mediziner, der Ihren Körper und Ihre Organe genau kennt, wertvolle zusätzliche Hinweise erhalten. Auch er wird Ihnen bestätigen: Die Akupressur ist für die vielen, kleinen alltäglichen Beschwerden und lästigen Schmerzen. Sie ist ein idealer Weg zu einem besseren Wohlbefinden.

Sie ist aber auch eine gute ergänzende und unterstützende Methode zu vielen ärztlichen Therapien.

Absolut ungeeignet ist die Akupressur bei schweren inneren Leiden, die den Organismus bedrohen, bei infektiösen Erkrankungen und bei Verdacht auf solche, sowie bei undefinierbaren starken, alarmierenden Schmerzen.

Sie finden in diesem Buch eine Reihe von Erkrankungen und Störungen nicht aufgeführt. Das bedeutet, dass die Akupressur dagegen nicht angewendet werden soll oder dass sie aus der Erfahrung heraus bei den meisten Menschen zu keinem Ziel führt.

Akupressur gegen Schmerzen

Die Akupressur bietet ideale Möglichkeiten, gegen lästige Schmerzen vorzugehen, anstatt zu starken, schmerzstillenden Medikamenten zu greifen, die sehr oft unangenehme Folgewirkungen haben. Schon im Mittelalter wurde von vielen Mönchen das Reiben als «schmerzlindernd» und «schmerzunterdrückend» bezeichnet.

Schmerzen sind ja ein Alarmsignal des Organismus. Wenn sie zum ersten Mal auftreten und die Ursache ungeklärt ist, muss beim Arzt eine entsprechende Untersuchung erfolgen. Sie muss den Ursprung der Schmerzen klären.

Wenn nun die organische Störung oder die Erkrankung bekannt ist, vor allem wenn es sich um ein chronisches Leiden handelt, dann ist es ideal, wenn man mit der Akupressur den lästigen bekannten Schmerz lindern oder wegbringen kann. Das ist wieder ein Grund, dass Sie ausführlich mit Ihrem Arzt über die Akupressur sprechen.

Akupressur gegen funktionelle und seelische Probleme

Es liegt aber nicht nur in der Macht des Rubbelns, Schmerzen zu lindern und zu beseitigen. Auch im Mittelalter führte man Reibebewegungen gegen Krankheiten durch. Der Organismus kann somit durch das Rubbeln auch angeregt werden, Selbstheilkräfte aufzubauen. Dasselbe gilt bei seelischen Problemen. Allerdings ist auch hier wieder die wichtigste medizinische Regel: Rubbeln darf man erst nach einer korrekten, einwandfreien Diagnose. Dann aber übernimmt die Akupressur eine wichtige Aufgabe: Sie hilft in vielen Fällen, den Medikamentenkonsum zu reduzieren, so dass viele Organe entlastet werden. Das ist ja auch das Anliegen vieler Ärzte. Wenn Sie allerdings ein Leiden haben und vom Arzt Medikamente verschrieben bekommen haben, dann dürfen Sie aus eigenen Stücken nicht damit absetzen. Sie müssen ganz offen mit Ihrem Arzt über die Akupressur sprechen. Denn es gibt Fälle, die unbedingt mit Pharmaka behandelt werden müssen. Aber gerade bei Verstopfung, bei vielen Magen- und Darmproblemen sowie bei seelischen Belastungen ist es wünschenswert, wenn die Medizin mit möglichst wenig

Medikamenten auskommt und die Kräfte der Natur zu Hilfe nehmen kann.

Akupressur als Krankheits-Vorbeugung

Wir stehen derzeit an der Wende in der medizinischen Betreuung des Menschen. Bisher lag der Haupttrend in einer Reparatur-Medizin. Solange jemand keine Beschwerden hatte, galt er als gesund und nicht behandlungsbedürftig. Und wenn dann jemand eine Krankheit hatte, dann war es das Ziel, diese zu «reparieren». Heute wissen Politiker, Mediziner und Sozialversicherungsträger ganz genau, dass sich der Staat diese Reparatur-Medizin nicht mehr leisten kann, weil sie einfach zu teuer kommt. Es wird in Zukunft viel wichtiger sein, schon vorher aufklärend dafür zu sorgen, dass die Bevölkerung gesund bleibt und erst gar nicht krank wird. Unsere Aufgabe wird es sein, die Kunst, gesund zu bleiben, zu erlernen.

Und hier gibt es für die Akupressur ebenfalls eine ganz wichtige Aufgabe. Wenn man bestimmte Hautbezirke des menschlichen Körpers in Abständen reibt, kann man das Immunsystem stärken und bestimmte Krankheiten und Leiden fernhalten. Eine einfachere und billigere Naturmethode dafür gibt es nicht.

Doch die Erfahrung hat gezeigt, dass man mit Rubbeln nicht nur Krankheiten vorbeugen kann. Es ist auch möglich, durch bestimmte Reibe-Übungen die Aktivität, Vitalität und Leistungsfähigkeit des Menschen zu stärken. Dies gilt für den Beruf ebenso wie für die Freizeit, für den Sport und - für die Liebe.

Akupressur, so rubbeln Sie richtig!

Das Gesund-Rubbeln ist ein kurzes, schnelles aber intensives Reiben auf einem relativ kleinen Hautbezirk: Der Druck, der dabei auf die Hautoberfläche ausgeübt werden soll, muss sanft, aber bestimmt sein. Und so wird er durchgeführt:

- Man rubbelt entweder mit einem Finger, vorwiegend mit dem Zeigefinger oder dem Daumen.
- Oder man rubbelt mit den Knöcheln einer Hand.
- Oder man rubbelt mit einem Handballen oder der ganzen Handfläche.
- Man setzt dabei den Finger oder die Hand auf einem ganz bestimmten Hautbezirk auf, reibt ihn hin und her und zählt dabei bis acht. Das heißt: Eine Rubbel-Phase sollte acht Sekunden dauern. Dann machen Sie eine Pause von fünf bis acht Sekunden und wiederholen die Rubbel-Phase.
- Wenn es im Buch nicht anders vorgeschrieben wird, dann kann man in einer Phase solange rubbeln, wie man will, solange das Reiben als angenehm oder anregend empfun-

den wird.

- Nach dem Rubbeln sollten Sie Ihrem Körper etwas Ruhe gönnen.

- Vor dem Rubbeln sollten Sie Ruhe und Entspannung suchen. Rubbeln Sie niemals inmitten von Stress, Streit oder Aufregung. Da dürfen Sie keinen Erfolg erwarten.

- Trinken Sie vor und nach dem Rubbeln keinen Alkohol.

- Rauchen Sie vor, während und nach dem Rubbeln keine Zigarette.

- Rubbeln Sie am besten allein und nicht im Kreis von Freunden, Bekannten oder Kollegen. Das lenkt Sie ab, denn Sie sollten ja beim Rubbeln gezielt in sich den Wunsch aufbauen, schnell schmerzfrei und gesund zu werden.

Was ist, wenn das Rubbeln schmerzt?

Nehmen wir an, Sie fühlen sich nicht wohl, bekommen lästige Schmerzen oder verspüren wieder Ihr bekanntes Alltagsleiden. Sie suchen sich also die entsprechende Rubbel-Zone und beginnen zu rubbeln. Und Sie verspüren dabei plötzlich einen größeren Schmerz. Da gilt folgende Regel für Sie:

- Im Idealfall hört nach den ersten Rubbel-Übungen der vorhandene Schmerz auf.

- In manchen Fällen wird er plötzlich stärker. Das ist nicht alarmierend, denn so ein Schmerz-Ansteigen ist sehr oft der

Beweis, dass der Selbstheilprozess begonnen hat.

- Dauert dieser Schmerz allerdings während des Rubbelns an oder wird unerträglich, dann müssen Sie sofort die Akupressur abbrechen und sich mit dem Arzt in Verbindung setzen. Dann hat Ihr Körper ein stärkeres Alarmzeichen gesetzt.

- Es kann allerdings auch sein, dass Sie einfach zu kräftig gerubbelt haben. In diesem Fall lohnt es sich, den Vorgang mit einem sanfteren Reiben zu wiederholen.

- Wenn Sie einige Zeit gegen ein Leiden gerubbelt haben und nach dem Ende der Reibe-Übungen für einige Zeit die Stelle schmerzt, so kann das ebenfalls ein positives Zeichen für einen Heilungsprozess sein. Bleibt der Schmerz, dann ist ebenfalls der Arzt zu informieren.

- Es gibt viele Fälle von sogenannten «Sekunden-Erfolgen» beim Rubbeln. Man rubbelt an einer bestimmten Hautstelle und sofort sind die Beschwerden fort. Wenn Sie auch nach einiger Zeit wieder auftauchen, so haben Sie damit einen sicheren Beweis, dass in Ihrem Organismus ein Selbstheileffekt bereits eingesetzt hat.

Die Ein-Finger-Methode beim Rubbeln

Die meisten Menschen tun sich am leichtesten, wenn sie mit einem einzigen Finger rubbeln. Am beliebtesten sind:

- der Daumen
- und der Zeigefinger.

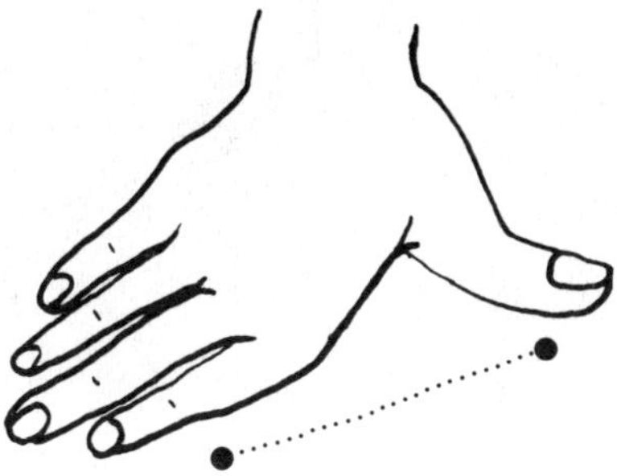

Der Daumen ist ein ganz besonders wichtiges Werkzeug bei der Rubbel-Therapie. Nur Frauen und Männer, die über einen sehr schwachen Daumen verfügen, rubbeln besser mit dem Mittelfinger. In beiden Fällen wird die Fingerkuppe zum Rubbeln verwendet. Man führt die Reibe-Bewegungen in alle gewünschten oder notwendigen Richtungen durch.

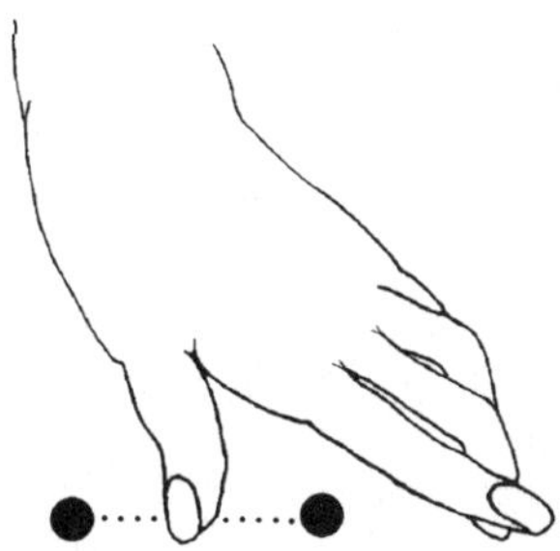

An manchen Körperstellen und in manchen Fällen ist es notwendig, die Kuppenfläche des Daumens nur nach vor und zurück zu bewegen. Ein ideales Beispiel: die Fußsohle

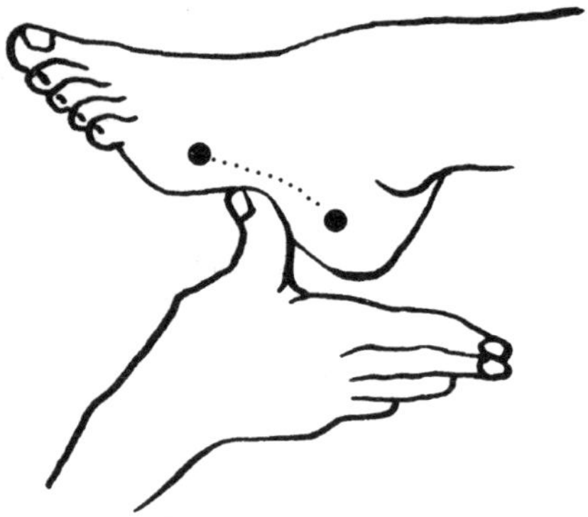

Wenn Sie anstelle des Daumens lieber den Mittelfinger zum Rubbeln benutzen, dann geben Sie ihm mehr Kraft, wenn Sie ihn mit dem Daumen und dem Zeigefinger abstützen

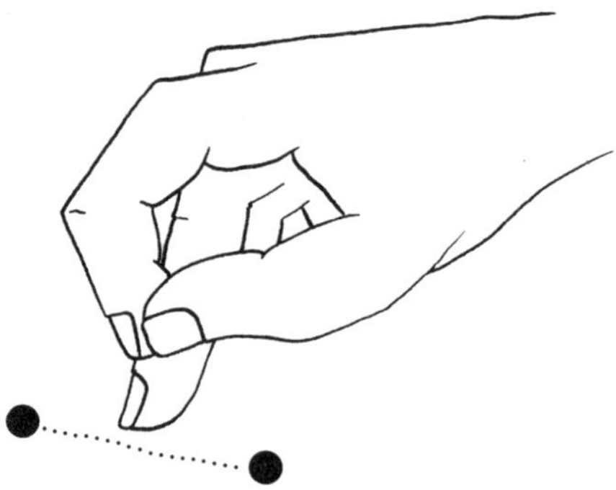

Die Mehr-Finger-Methode beim Rubbeln

Bei der Akupressur ist es in vielen Fällen notwendig, mehrere Finger zu verwenden. Das hat eine Reihe von Vorteilen:

- Man kann eine größere Hautfläche damit reiben.
- Verschiedene Varianten sind durchführbar.
- Die einzelnen Finger ermüden nicht schnell.

Bei der Mehr-Finger-Methode rubbelt man zugleich oder abwechselnd:

- mit dem Zeigefinger,
- mit dem Daumen,
- mit dem Mittelfinger,
- mit dem Ringfinger,
- mit allen Fingerspitzen,
- mit den Knöcheln der Finger.

Eine sehr beliebte und häufige Art zu rubbeln ist der Einsatz von Daumen und Zeigefinger. Dabei rubbelt der Daumen fast immer in Richtung Zeigefinger und der Zeigefinger in Richtung Daumen. In diesem Fall liegt die Rubbel-Zone zwischen den beiden Fingern

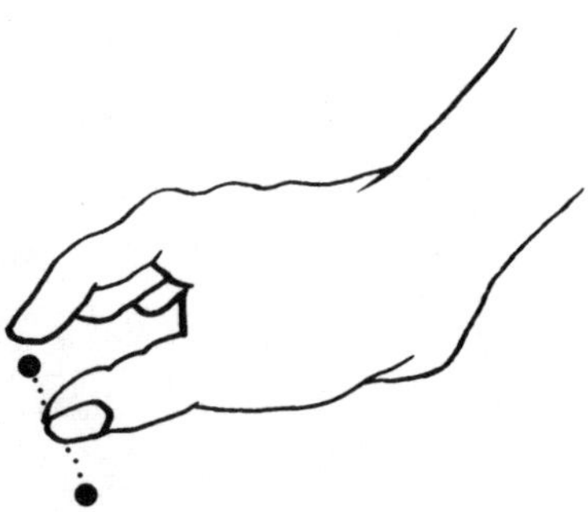

Sehr beliebt ist beim Rubbeln auch das gleichzeitige Führen beider Daumenkuppen mit den Knöcheln der anderen Finger. Damit kann man relativ große Hautoberflächen reiben

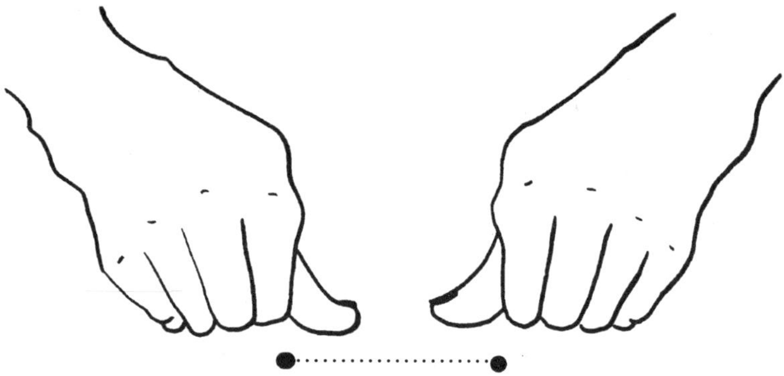

Die Handflächen-Methode beim Rubbeln

In etlichen Fällen der Akupressur setzt man am besten die ganze Handfläche ein. Man legt in diesem Fall die Handfläche auf die betreffende Hautstelle und reibt damit hin und her. Das geschieht sehr oft am besten in leicht kreisenden Bewegungen. Manche sehr sensible Menschen brauchen die Handfläche auf der Haut gar nicht allzu stark auf und ab zu reiben, sondern es genügt, wenn sie die Reibebewegungen mit der aufgelegten Hand nur andeuten. Im Grunde genommen entsteht dann auf der Haut eine Handflächen-Vibration.

Mitunter ist es sehr wohltuend, wenn man die Handfläche auflegt und nur mit dem Handballen rubbelt und gleichzeitig Druck ausübt. Die Finger der Hand werden dabei fest an ein und derselben Hautstelle verankert.

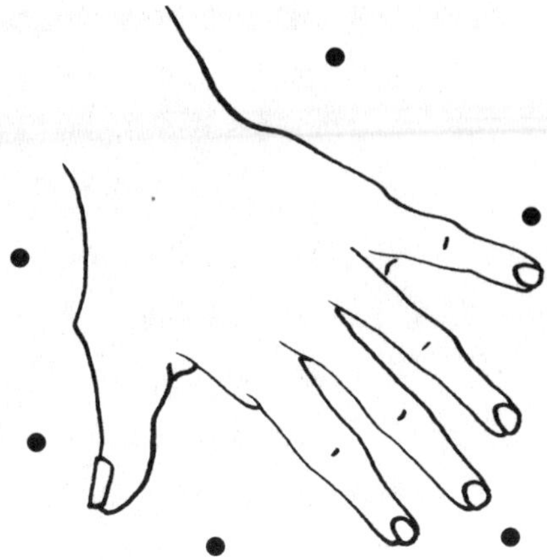

Die Ein-Knöchel-Methode beim Rubbeln

Es gibt auch einen speziellen, sehr festen Rubbel-Griff, den manche dem Daumen oder dem Zeigefinger vorziehen. Man knickt den Zeigefinger der rechten Hand ein, stemmt den Fingernagel gegen den Daumen und rubbelt mit dem Knöchel des Zeigefingers.

Dieser Rubbel-Griff bringt vor allem an den Beinen und Füßen guten Erfolg.

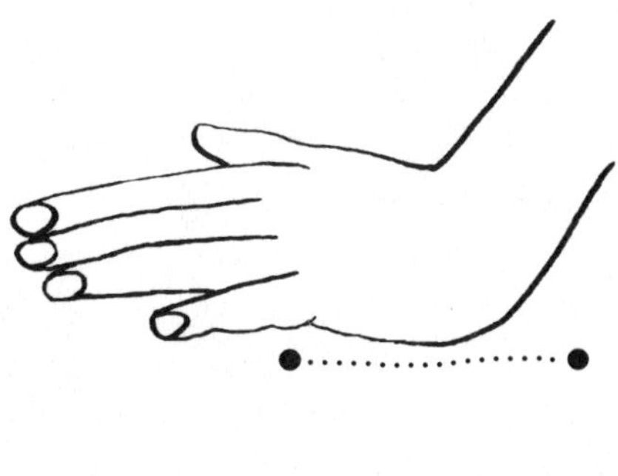

Der Reibe-Druck beim Rubbeln

Jeder muss im Laufe der Zeit selbst dahinter kommen, mit welchem Druck er seine Reibe-Massagen ausführt. Allerdings gibt es dafür ein paar handfeste Grundregeln:

- Wie schon erwähnt, soll eine Rubbel-Phase nicht länger als acht Sekunden dauern.

- Die Pause zwischen den einzelnen Rubbel-Phasen sollte etwa fünf bis acht Sekunden betragen.

- Diese Zeiten sind genau richtig, um das autonome Nervensystem anzuregen und Reaktionen im Organismus hervorzurufen.

- Wer rubbelt, muss anfangs sehr vorsichtig die Reibe-Bewegungen ansetzen.

- Sehr oft braucht ein geschwächtes Organ nur einen kurzen, schwachen Impuls - also nur wenige und leichte Rubbel-Phasen -, um seine normale Tätigkeit wieder aufzunehmen.

- Zu starkes Reiben könnte sogar die Aufbauphase stören.

- Umgekehrt kann ein gesunder Körper zur Stärkung der Abwehrkräfte und als vorbeugende Maßnahme gegen bestimmte Leiden durchaus einige kräftigere Rubbel-Phasen vertragen.

So erlernen Sie die Akupressur

Es ist für jeden von uns ganz einfach, das Gesund-Rubbeln zu erlernen. Man muss sich nur mit der Materie befassen, muss an den Erfolg glauben und muss die Methode gewissenhaft betreiben. Hier ein paar Tips für Anfänger:

- Lesen Sie das Buch ein paar Mal genau durch.

- Üben Sie einfache Rubbel-Massagen und tun Sie es vor allem, wenn Sie gesund sind. Das hat den Vorteil, dass Sie, wenn Sie einmal Beschwerden haben, die Griffe bestens beherrschen und nicht lange herumprobieren müssen.

- Setzen Sie sich dabei locker und entspannt in einen Polstersessel, oder legen Sie sich auf einer weichen Unterlage - etwa auf einem Teppich - hin.

- Gewöhnen Sie sich an, das Gesund-Rubbeln in Ruhe und ungestört durchzuführen.

- Wenn Sie die ersten Reibe-Übungen durchführen, stellen Sie am besten das Telefon ab, und ziehen Sie sich in ein Zimmer zurück, das ruhig liegt und kein Fenster zu einer verkehrsreichen Straße hat.

- Gewöhnen Sie sich an, beim Rubbeln positiv zu denken. Entweder sagen Sie leise vor sich hin: «Ich werde wieder gesund!» oder lassen Sie diesen Satz in Gedanken von Ihren Augen vorbeiziehen.

- Lernen Sie beim Üben der Rubbel-Massagen Ihren Körper kennen. Suchen Sie bestimmte Stellen, auf denen Sie gezielt Beschwerden bekämpfen können. Zeichnen Sie sich die Stellen vielleicht mit einem Creme-Punkt oder mit einem Fettstift an. Dann kennen Sie später die Rubbel-Zone ganz genau, wenn Sie sie einmal brauchen.

- Üben Sie auch das Rubbeln mit den Fingern oder der ganzen Hand. Sie werden sehen: Auch wenn Sie gesund sind, wird Ihnen das Rubbeln enorm wohltun und wird Sie in Schwung bringen und Ihre Lebensgeister wecken.

Wenn das Rubbeln keinen Erfolg hat

Es wird immer wieder geschehen, dass jemand mit der Akupressur beginnt, alle Hoffnung in die Methode setzt und trotz mehrmaliger Versuche keinen Erfolg hat. Mit ziemlicher Sicherheit wird das nur im Anfangsstadium sein. Es kann mehrere Gründe haben:

- Vielleicht haben Sie sich im Buch die Rubbel-Zonen - die Stellen, an denen Sie rubbeln müssen - zu wenig genau angesehen und haben daher nicht die richtige Fläche gerieben.

- Vielleicht haben Sie einen falschen Druck und falsche Rubbel-Massagen ausgeführt.

- Vielleicht haben Sie eine falsche Selbsdiagnose gestellt, Ihre Beschwerden nicht entsprechend eingeschätzt und daher ganz falsche Rubbel-Griffe angesetzt. In diesem Fall setzen Sie sich mit Ihrem Arzt in Verbindung und schauen Sie erst nach einer Diagnose im Buch erneut nach.

Vielleicht aber leiden Sie unter Beschwerden oder unter

einer Erkrankung, die unbedingt vom Arzt behandelt werden sollte.

In diesem Zusammenhang muss allen begeisterten Rubbel-Freunden gesagt werden: Bei einer Reihe von Krankheiten ist es nicht nur fehl am Platz, die Akupressur durchzuführen, sondern es ist auch verantwortungslos und gefährlich. Und zwar bei: Infektionserkrankungen, bei Magen- und Zwölffingerdarmgeschwüren, bei Blutkrankheiten, bei Krebs, bei Brüchen aller Art, bei fortgeschrittenen Leiden an Herz, Nieren, Lungen und anderen Organen und bei Blinddarmentzündung.

Wofür ist die Akupressur gedacht?

Es ist wichtig, dass jeder ganz genau für sich abgrenzt und weiß, wofür die Akupressur gedacht ist, damit sie auch immer zweckentsprechend angewendet wird. Rubbeln Sie sich gesund:

- wenn Sie bekannte funktionelle Störungen und anhaltende Beschwerden in Ihrem Organismus lindern wollen,
- wenn Sie sich nach einer genauen ärztlichen Diagnose von lästigen und quälenden Schmerzen befreien wollen,
- wenn Sie Ihre Schmerzen lindern wollen, ehe der Arzt zu einem Hausbesuch eintrifft,
- wenn Sie Schmerzen lindern wollen, ehe Sie den Arzt in der Praxis besuchen können,

- wenn Sie einer Krankheit vorbeugen wollen, die in Ihrer Verwandtschaft und Familie immer wieder auftaucht,

- wenn Sie sich vor einem Rückfall einer Erkrankung schützen wollen,

- wenn Sie die Therapie Ihres Arztes im Kampf gegen ein Leiden mit Naturkräften unterstützen und damit eine Heilung beschleunigen wollen,

- wenn Sie Ihre geistige und körperliche Aktivität steigern wollen,

- wenn Sie im Notfall ganz allein sind und für Erste-Hilfe-Maßnahmen nur Ihre Hände zur Verfügung haben.

Die 10 Gebote der Akupressur

Wenn Sie mit Erfolg die Akupressur anwenden wollen, dann sollten Sie die wichtigsten Grundsätze beachten. Das sind die 10 Gebote des Rubbelns:

1. Rubbeln Sie nur in voll konzentriertem Zustand. Am besten: Sie schließen beim Rubbeln die Augen.

2. Wenden Sie niemals übermäßig Kraft an. Rubbeln Sie bestimmt, zielsicher, aber sanft.

3. Achten Sie darauf, dass Sie beim Rubbeln möglichst kurz geschnittene Fingernägel haben. Wenn Sie nämlich beim Gesund-Reiben scharfe Nagelkanten in die Haut einsetzen, kann das den ganzen Vorgang stören und natürliche Reflexe behindern.

4. Brechen Sie sofort den Rubbel-Vorgang ab, wenn starke Schmerzen auftreten, die stärker werden und nicht aufhören.

5. Sehen Sie im Rubbeln eine sinnvolle, erklärbare Naturheil-Therapie, aber kein Wunder. Gehen Sie nie mit zu großen sensationellen Erwartungen an die Reibe-Behandlung.

6. Rubbeln Sie in einer Phase niemals länger als 8 Sekunden auf der Haut und machen Sie danach sofort eine Pause von 5 bis 8 Sekunden. Diesen Rhythmus braucht die Haut mit ihren Nervenbahnen, um die gegebenen Impulse sinnvoll und erfolgreich verarbeiten zu können.

7. Zählen Sie am besten während des Rubbelns auf der Haut laut oder flüsternd bis 8, damit Sie niemals zu lange reiben.

8. Behandeln Sie eine Rubbel-Zone in einem Vorgang, solange es Ihnen angenehm ist. Achten Sie aber darauf, dass Sie am Tag nicht mehr als fünf Vorgänge durchführen, etwa morgens und abends, damit die betreffende Hautstelle nicht überreizt wird und eventuell falsche Impulse auslöst. Sehr oft bringen bereits zwei Rubbel-Vorgänge am Tag Hilfe.

9. Suchen Sie nach dem Rubbeln jedesmal einige Zeit Ruhe und Entspannung, damit die initiierten Kräfte auch wirken und zum Erfolg führen können.

10. Suchen Sie zu Ihrem Vorteil sinnvolle Kombinationen mit anderen Naturheil-Therapien, die mit dem Gesund-Rubbeln harmonieren und den Erfolg fördern.

Melissengeist - das Super-Rubbel-Elixier

Schon bei den Reibe-Mönchen im Mittelalter sowie heute bei den Reibe-Massagen italienischer, französischer und spanischer Bauern war und ist es üblich, dass man nicht mit der bloßen Hand allein auf der Hautfläche rubbelt. Man trägt ein Öl, eine Tinktur oder eine Salbe auf.

Bahnbrechend auf diesem Gebiet war die bereits erwähnte Klosterfrau Maria Clementine Martin aus Köln. Sie war eine eifrige Verfechterin des Gesund-Reibens und fand heraus, dass der Reibe-Effekt um ein Vielfaches verstärkt wird, wenn man vorerst auf der Haut mit der bloßen Hand ihren selbstverfertigten Melissengeist aufträgt. Viele von Ihnen könnten jetzt sagen: Das ist lange her und gehört zu den überlieferten Großmutter-Hausmitteln. Doch die Erkenntnis ist hochmodern und zeitgemäß. Jüngste wissenschaftliche Untersuchungen an mehreren Universitäten sowie in Laboratorien haben bewiesen, dass der Melissengeist nach dem Rezept der Klosterfrau aus Köln nicht nur innerlich eingenommen hervorragende Wirkungen erzielt, sondern dass er auch ein faszinierendes äußeres Therapeutikum darstellt. Und damit kann man den Klosterfrau Melissengeist als das Super-Rubbel-Elixier bezeichnen. Er ist ein wesentliches begleitendes Naturmittel für die Methode des Gesund-Reibens. Die Voraussetzungen dafür sind in der modernen Phyto-Therapie bekannt:

- Die wertvollen Kräfte des Melissengeistes kommen aus

einer Reihe von Kräutern, die überwiegend in Spanien auf mineralstoffreicher, schadstoffunbelasteter Erde gebaut werden: Melisse, Alant, Galgant, Nelke und Engelwurz. Die ätherischen Öle dieser Kräuter wirken gemeinsam auf die Hautoberfläche.

- Die Hauptwirkung aber bringt zweifelsohne die Melisse selbst ein. Ihre bedeutenden Inhaltsstoffe für die Akupressur sind Terpene, Flavonoide und Gerbstoffe. Man kann in der Melisse 65 Terpene nachweisen. Hauptwirkstoffe sind dabei die Geruchsträger Citral, Neral, Geranial, weiters Cironellol, Lienalol, Geraniol und Caryphyllen.

- All diese Wirkstoffe üben auf die menschliche Haut eine beruhigende Funktion aus und beeinflussen positiv die Haut-Nerven-Bahnen.

- Einige Terpene des ätherischen Öls im Melissengeist wirken auch entspannend und entkrampfend auf die Haut.

- Außerdem hat eine jüngste Untersuchung ergeben, dass der Melissengeist auch eine deutliche antibakterielle und antivirale Funktion ausübt. Dies ist vor allem auf die Substanzen Neral und Geraniol zurückzuführen. Und da vor allem eine Reihe von Viren und Bakterien die Hautoberfläche des Menschen besetzen, so bedeutet das: Wer sich vor dem Rubbeln mit Klosterfrau Melissengeist einreibt, und dann erst seine Rubbel-Übungen durchführt, hat seine Haut von Krankheitserregern gesäubert.

- Der Inhaltsstoff Alpha-Pinen im Melissengeist hat große

Aktualität, weil er die Immunkraft im menschlichen Organismus aufbaut. Seit dem «Internationalen Weltkongress zur Bekämpfung der freien Radikalen» in Kyoto im April 1988 weiß man, dass nicht nur die inneren Organe des Menschen in unserer umweltbelasteten Zeit vermehrt von sogenannten «freien Radikalen» -.hochaggressiven, zerstörenden Molekülen und Atomen - ständig angegriffen werden, sondern dass auch die Hautoberfläche bis zu 10.000mal am Tag davon beschossen und geschwächt wird. Eine Einreibung mit Melissengeist baut an der Hautoberfläche mit dem Alpha-Pinen natürliche Abwehrkräfte auf.

- Die ätherischen Öle der Heilpflanzen im Melissengeist werden durch die spezielle Destillation im Medizin-Alkohol gelöst und stabilisiert. Sie sind hier noch nach Jahren enthalten, während sie in der frischen Melisse, die getrocknet wird, bloß ein Jahr vorhanden sind.

- Mit Hilfe des Medizinal-Alkohols können die Wirkstoffe des Melissengeistes intensiver und rascher durch die Poren in die Haut eintreten.

- Obendrein ist der Medizinal-Alkohol ein Garant dafür, dass es sich um ein vollkommen umweltsauberes, entgiftetes Naturheilmittel handelt, weil bei der Destillation die Umweltgifte und Schadstoffe in den Pflanzenresten der Melisse zurückbleiben.

- Die ätherischen Öle des Melissengeistes unterstützen die Akupressur, weil sie ebenfalls über die Haut Selbstheilreaktionen im Körper auslösen.

- Da die ätherischen Öle die Hautporen in einem ganz bestimmten Rhythmus öffnen, verbessern sie die Leitfähigkeit der Nervenbahnen. Untersuchungen haben ergeben, dass die Impulse, die durch das Rubbeln entstehen, von Hautflächen, die mit Melissengeist eingerieben sind, schneller weitergegeben werden.

- Dazu gibt es auch eine Erklärung, die aus Untersuchungen an der Universität Dortmund stammt: Wenn man Melissengeist auf die Haut aufträgt, wird die behandelte Hautoberfläche in kurzer Zeit stark erwärmt, und zwar auf durchschnittlich 26 Grad Celsius, mitunter sogar auf über 28 Grad. Das aber sind genau die idealen Temperaturen, die für ein erfolgreiches Rubbeln notwendig sind. Denn nur die erwärmte Haut leitet Gesundheits-Informationen weiter.

- Beim Auftragen des Melissengeistes wird die Haut etwas entfettet. Auch das - so hat sich gezeigt - ist beim Rubbeln von Vorteil, weil dadurch die Massage-Griffe schnelleren Erfolg zeigen.

- Da viele Befindlichkeitsstörungen mit Durchblutungsproblemen einhergehen, ist die durchblutungsfördernde Wirkung des Melissengeistes eine zusätzliche therapeutische Unterstützung des Rubbel-Effekts.

Namhafte internationale Pflanzenforscher und Ärzte wie Prof. Dr. Günther Willuhn, Leiter des Institutes für pharmazeutische Biologie an der Universität Düsseldorf, Kurarzt und

Internist Dr. Winfried Wagner, Leiter des Gesundheitszentrums Mariazell, Prof. Dr. Gizella Petri von der medizinischen Universität Semmelweis in Budapest sowie Priv. Doz. Dr. Dipl.-Phys. Udo Flesch vom röntgenologischen Zentralinstitut des Universitätsklinikums Rudolf Virchow der Freien Universität Berlin, sprechen dem Melissengeist all jene hervorragenden therapeutischen Eigenschaften zu, die eine ideale Voraussetzung für die Akupressur bilden. Zusammengefasst bedeutet das: Wenn die Haut mit Melissengeist vorbehandelt wird, dann wirkt das Gesund-Rubbeln besser und schneller, weil hier die Wirkstoffe natürlicher Heilpflanzen mit in das Rubbel-Programm eingebunden werden.

So wird das Rubbel-Elixier angewendet

Es ist ganz einfach, den Melissengeist mit der Akupressur zu kombinieren. So wird es gemacht:

- Setzen oder legen Sie sich entspannt hin.
- Suchen Sie mit den Fingern oder der ganzen Hand die Rubbel-Zone gegen Ihre Beschwerden.
- Dann greifen Sie zu Ihrer Flasche Melissengeist.
- Nehmen Sie ein wenig von der Flüssigkeit auf die bloßen Finger oder auf einen Wattebausch.
- Und nun reiben Sie sanft die Rubbel-Zone damit ein.
- Warten Sie ein paar Sekunden.
- Und nun beginnen Sie mit der Akupressur.

Dieser Vorgang hat sich bei den deutschen Paracelsus-Schulen für Naturheilverfahren und bei den Mitgliedern des Freien Verbandes Deutscher Heilpraktiker im Rahmen von intensiven Erprobungen der Akupressur bestens bewährt.

Begleitende Maßnahmen zur Akupressur

Grundsätzlich hat sich erwiesen, dass die Akupressur allein - besonders mit dem Rubbel-Elixier-Melissengeist - ohne jegliche andere Behandlungen Alltagsbeschwerden und Befindlichkeitsstörungen bekämpfen kann. Dennoch erweist es sich in besonderen Fällen als überaus vorteilhaft und empfehlenswert, wenn man zur Akupressur andere natürliche Begleitmaßnahmen setzt. Da wieder haben sich einige Therapien als besonders wirksam und erfolgversprechend erwiesen. Sie sollten sich damit anfreunden und sie eventuell auch einsetzen. Es handelt sich dabei durchwegs um unbedenkliche aufbauende Maßnahmen für den Organismus, welche das Gesund-Reiben indirekt mitunterstützen und die dem Körper Kraft geben, rascher zu einer initiierten Selbstheilung zu finden.

Die Akupressur und Vitamine

Es hat sich gezeigt, dass das Gesund-Rubbeln besser und schneller wirkt, wenn der menschliche Organismus mit lebenswichtigen Vitaminen entsprechend versorgt ist. Man darf nicht vergessen: Vitamine sind an vielen biochemischen Vorgängen beteiligt. Sie sind verantwortlich für eine ganze Reihe von Körperfunktionen und sind für die Bildung neuer Körpergewebe von wesentlicher Bedeutung.

Ohne Vitamine ist menschliches Leben nicht möglich. Anhaltender Vitaminmangel verursacht Gesundheitsschäden. Da nun der Körper mit Ausnahme von Vitamin D die Vitamine nicht selbst erzeugen kann, müssen wir uns diese regelmäßig zuführen. Dafür gibt es zwei Möglichkeiten:

- eine ausgewogene Ernährung mit viel rohem Obst und Gemüse,

- oder die regelmäßige oder zeitweise Einnahme von Vitaminpräparaten, wenn die ausgewogene, vitaminreiche Ernährung nicht garantiert ist.

Viele gesundheitlichen Probleme werden im Organismus durch das Vorhandensein eines Vitaminmangels verstärkt. Daher ist es gerade bei der Akupressur wichtig, dass der Körper während der Behandlungszeit mit reichlich Vitaminen versorgt ist. Das bedeutet für Sie:

- Wenn Sie die Akupressur durchführen, müssen Sie regelmäßig für eine Vitaminaufnahme sorgen.

- Wichtig sind für Sie die Vitamine C, A, E, B 1, B 5, B 6, und

B12. Vor allem die Vitamine der Gruppe B sind wichtig für die bessere Leitfähigket der Haut, und das spielt bei der Akupressur eine große Rolle.

- Sie sollten daher während der Akupressur und auch nachher viel frisches Obst und Gemüse zu sich nehmen.
- Ganz besonders wichtig ist die gezielte Vitaminzufuhr für alle Gesund-Rubbler, wenn diese schlechte Essgewohnheiten haben, wenn sie rauchen und wenn Mädchen und Frauen die Pille nehmen.
- Bei älteren Menschen, die an und für sich sehr wenig essen und dadurch zu wenig Vitamine aufnehmen, kann die Kombination von Rubbeln und Vitaminpräparaten oft wunderbare Erfolge erzielen.

Die Akupressur und Mineralstoffe

Erst in den letzten Jahren haben Ernährungswissenschaftler und Mediziner herausgefunden, dass eine Reihe von Befindlichkeitsstörungen und Schmerzen gefördert werden, wenn der Organismus einen Mangel an Mineralstoffen aufweist. Und daher ist es für jeden, der die Akupressur durchführt, sehr wichtig, darauf zu achten, dass er sich regelmäßig zumindest mit den wichtigsten Mineralstoffen versorgt. Das sind in erster Linie Calcium und Magnesium.

- Calcium baut nicht nur unsere Knochen auf und festigt

sie. Es ist auch sehr wichtig für die Aktivität unserer Haut, daher gerade für die Akupressur ein wichtiger Aspekt.

- Magnesium gibt unseren Nerven Kraft, aktiviert eine Reihe von Enzymen, nützt besser die Sauerstoffaufnahme im Körper und schützt vorbeugend gegen Stress und Herzinfarkt. Magnesium zur Akupressur beruhigt den Organismus und macht ihn aufnahmefähiger für die Impulse, die durch das Rubbeln weitergegeben werden.

- Mancher Arzt rät den Patienten während der Akupressur eine mehrwöchige Kur mit Vitaminen und Mineralstoffen: Es handelt sich dabei um die 11 Vitamine A, B1, B2, B4, B5, B6, C, E, H, K, D mit den Mineralstoffen und Spurenelementen Magnesium, Kalium, Calcium, Eisen, Kupfer, Mangan und Zink.

- Sehr bewährt hat sich auch als Begleitmaßnahme zur Akupressur eine Vital-Kur mit den Vitaminen A, B1, B2, B6, B12, Vitamin C, E, D, PP und Pantothensäure sowie Calcium, Magnesium, Eisen, Kupfer und mit der einzigartigen Kombination des biogenen DMAE. Das orotat-gebundene DMAE ist ein körpereigener Baustein, welcher lebenswichtige Stoffwechselvorgänge normalisiert und reguliert.

Die Akupressur und der Knoblauch

Knoblauch galt zu allen Zeiten als wunderbare Naturkraft zum Gesund- und Jungbleiben. In der Akupressur hat sich erwiesen, dass viele Reibe-Griffe besser und schneller wirken, wenn der Betreffende regelmäßig Knoblauch zu sich nimmt.

- Knoblauch fördert die Durchblutung der Haut.
- Knoblauch baut arteriosklerotische Vorgänge auch in den kleinsten Blutgefäßen ab und stoppt sie.
- Knoblauch entspannt den gesamten Organismus.
- Knoblauch fördert die geistige Konzentration.
- Knoblauch gibt den Organen mehr Schwung und hilft dem Körper und dem Geist, jung zu bleiben.
- Knoblauch schützt die Körperzellen vor schädlichen Umwelteinflüssen und hilft mit, dass jeder Schmerz und jedes gesundheitliche Problem wieder leichter aus der Welt zu schaffen ist.

Das alles sind genau die richtigen Argumente für eine ideale Kombination der Akupressur mit Knoblauch. Es gibt nun zwei Möglichkeiten, sich beim Gesund-Rubbeln dem Knoblauch zu verschreiben:

- Essen Sie während der Rubbel-Zeit täglich mindestens 3 möglichst frische Knoblauchzehen.

- Oder, wenn Sie den Geruch meiden wollen und diese Mengen als Nahrung nicht schaffen, nehmen Sie täglich 6 Stück Knoblauch-Aktiv-Kapseln zu sich: morgens 2, mittags 2 und abends 2, jeweils vor den Mahlzeiten mit etwas Flüssigkeit. Das Knoblauch-Öl - auch Allizin genannt - in diesen Aktiv-Kapseln ist hochaktiv, weil es aus frischem Knoblauch mazeriert wurde. Und die Kapseln sind mit einer Spezial-Gelatine ausgestattet, so dass sie sich erst im Dünndarm auflösen, wo der Organismus die Substanzen des Knoblauchs braucht. Dadurch wird die Geruchsausdünstung unterbunden.

Die Akupressur und die Homöopathie

Wer seine Schmerzen und Altersbeschwerden mit Rubbeln bekämpft, der wird die Erfahrung machen, dass in manchen Fällen homöopathische Tinkturen aus Pflanzen und Mineralien als unterstützende Maßnahme sehr förderlich sein können.

Die Akupressur und die Ernährung

Eines ist klar: Wer die Akupressur regelmäßig anwendet und mit dem Gesund-Reiben Erfolg haben will, muss außerdem darauf achten, dass sich sein Organismus in einer möglichst guten Kondition befindet. Es hat überhaupt keinen Sinn, auf das Rubbeln zu vertrauen und auf der anderen Seite den Körper ununterbrochen zu belasten. Das bedeutet:

Es ist sinnvoll, sich allmählich einer vernünftigen, gesunden Ernährung zu verschreiben. Beobachtungen haben ergeben, dass Frauen und Männer, die sich gesund ernähren, mehr Erfolg mit der Akupressur haben. Das bedeutet nicht, dass jeder, der beim Gesund-Rubbeln Erfolg haben will, komplett seine Ernährung umstellen muss. Aber einige wesentliche Schritte sollte man unbedingt in Richtung Speiseplan tun:

- Reduzieren Sie Ihren Fleischkonsum. Das Fleisch sollte ein Drittel der Mahlzeit ausmachen.
- Gehen Sie sparsam mit Fett, fettem Fleisch und mit fetten Wurstwaren um.
- Essen Sie so oft als möglich rohes Obst und rohes Gemüse.
- Nehmen Sie nur schonend zubereitetes Gemüse zu sich.
- Trinken Sie zu den Mahlzeiten ausschließlich Mineralwasser, ungesüßte Fruchtsäfte oder Kräutertees.
- Essen Sie zumindest 1mal am Tag Vollkornbrot.
- Versuchen Sie regelmäßig in ihr Frühstück ein Müesli einzubauen.
- Kaufen Sie nur ungeschälten Naturreis. Er liefert dem Organismus mehr lebenswichtige Substanzen.
- Essen Sie regelmäßig Gerichte aus Goldhirse.
- Reduzieren Sie Ihren Zuckerverbrauch und süßen Sie nicht alles zu stark.
- KauenSie gut, wenn Sie essen. Schlingen Sie nicht alles hinunter.
- Essen Sie nicht zuviel. Hören Sie auf, wenn Sie satt sind.

- Beginnen Sie jede Hauptmahlzeit mit einer Rohkostvorspeise: mit einem Teller Salat oder mit Obst, etwa einem Apfel oder einer Orange.
- Reduzieren Sie Ihren Salzkonsum.
- Meiden Sie regelmäßiges Essen aus Konserven.
- Essen Sie nur, wenn Sie ausgeruht und nicht überreizt sind.

Verzehren Sie keine Speisen unkontrolliert vor dem Fernsehschirm. Wer bewusst isst, isst gesünder. Das waren die wichtigsten Ratschläge rund um die Akupressur. Überdenken Sie viele davon. An einige sollten Sie sich im Interesse Ihrer Gesundheit halten. Und damit steht der eigentlichen Akupressur nichts im Weg.

III. Die Akupressur und der Kopf

Wie man das Gesund-Reiben an Kopf und Gesicht erlernt

Das Rubbeln an der Schädeldecke

Der Kopf ist eine zentrale Fläche für die Akupressur. Hier verlaufen nämlich einige der wesentlichsten Rubbel-Zonen und Nervenlinien, die mit vielen anderen Körperteilen in Verbindung stehen. Die wichtigste Erkenntnis für uns alle ist: Genau in der Mitte der Schädeldecke von der Mitte der Stirn bis zum Nackenansatz verläuft eine sehr bedeutende Rubbel-Linie. Sie kann mithelfen, unser allgemeines Wohlbefinden, die geistige Frische und seelische Festigkeit aufzubauen

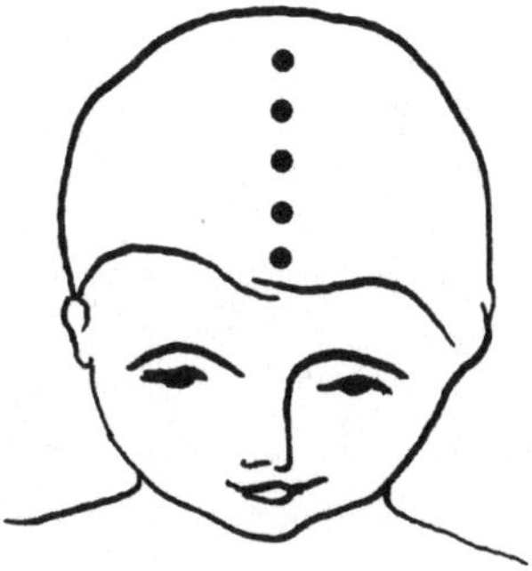

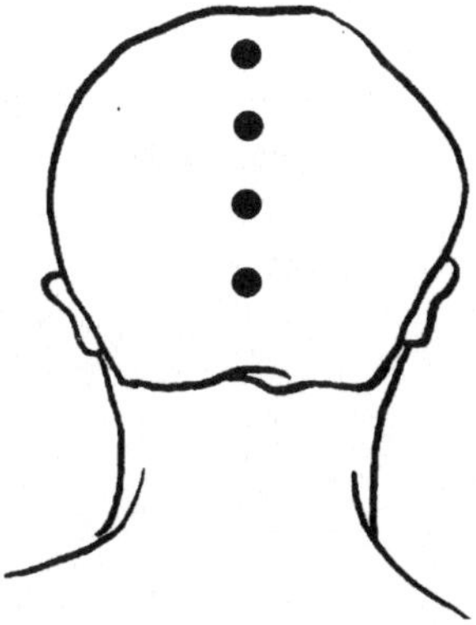

Wenn Sie also morgens erwachen und sich nicht so recht wohlfühlen, dann sollten Sie diese Linie reiben. Pressen Sie die Spitze Ihres rechten Daumens und die Spitze Ihres rechten Zeigefingers zusammen aneinander und beginnen Sie nun mit diesen beiden Fingerkuppen, von der Mitte Ihrer Stirne weg bis nach hinten zum Nackenansatz die Mittellinie der Schädeldecke zu rubbeln. Man kann dazu auch die Kuppe eines Zeigefingers allein nutzen. Wenn Sie an sich die Akupressur von Ihrem Partner durchführen lassen, dann sollte dieser am besten die Linie mit seinen beiden Daumenkuppen massieren

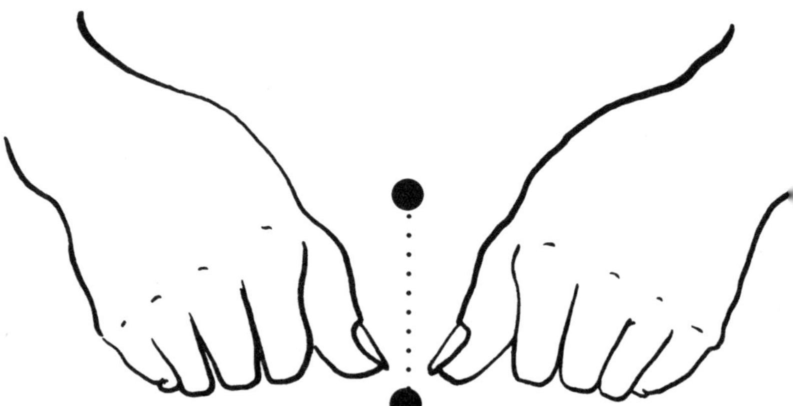

Das Rubbeln im Gesicht

Auf beiden Gesichtshälften liegen sehr wichtige Rubbel-Zonen, die mit anderen Körperteilen in Verbindung stehen. Man kann daher mit relativ einfachen und leicht durchführbaren Rubbel-Griffen verschiedene Schmerzursachen und Alltagsleiden bekämpfen. Für das Rubbeln im Gesicht zwei wichtige Tips:

- Reiben Sie sich vor jeder Rubbel-Massage Ihre Hände, damit diese mehr Wärme, mehr Spannung und mehr Sensitivität bekommen. Das verstärkt den Erfolg der Akupressur.
- Beginnen Sie im Gesicht besonders vorsichtig mit dem Rubbeln. Sie müssen von Fall zu Fall entscheiden, ob Sie ganz leicht oder eher kräftig rubbeln.

Machen Sie den Gesichts-Rubbel-Test

Wenn Sie das Rubbeln im Gesicht erlernen und dabei Ihren Organismus und die Zusammenhänge zwischen Organen und Rubbel-Zonen entdecken wollen, dann sollten Sie einmal in aller Ruhe den Gesichts-Rubbel-Test machen.

- Rubbeln Sie einmal vorsichtig den Knochen unter dem Auge. Von hier aus gibt es eine direkte Verbindung zu Ihrem Magen. Wenn Sie beim Reiben auf eine empfindliche Stelle mit einem leichten Schmerz stoßen, dann ist das ein Alarmzeichen: Ihr Magen ist geschwächt und krankheitsanfällig. In diesem Fall müssen Sie sofort Alkohol, Nikotin und starken

Bohnenkaffee beiseitelassen, starke Gewürze und Salz vergessen und wenig essen. Trinken Sie einige Tage Disteltee oder Käsepappeltee, am besten drei Tassen pro Tag.

- Rubbeln Sie am inneren Augenwinkel, am inneren Ende Ihrer Augenbrauen und genau in der Linie darüber an der Stirn. Diese Rubbel-Zone steht in direkter Verbindung mit Ihrer Blase. Empfinden Sie beim Reiben an diesen Stellen einen Schmerz, so ist Ihre Harnblase sehr krankheitsanfällig. Das bedeutet: warm halten, Zinnkrautbäder nehmen und 3mal täglich Heidekraut- oder Erika-Tee aus der Apotheke oder Drogerie trinken.

- Rubbeln Sie am äußeren Augenwinkel und auf der Stirne über dem Auge. Wenn Sie dabei sehr empfindlich sind, dann ist die Aktivität Ihrer Galle geschwächt. Essen Sie nichts Fettes, reduzieren Sie die Nahrungsaufnahme und gönnen Sie sich Ruhe und Entspannung.

- Rubbeln Sie am Backenknochen vor dem Ohr. Wenn Sie in dieser Zone Schmerzen empfinden, dann ist Ihr Dünndarm krankheitsanfällig und sollte durch schonende Kost gestärkt werden.

- Genau oberhalb der äußeren Augenbraue ist die Rubbel-Zone des Gesichts, von der aus man direkt eine Verbindung zum Blut hat. Tut es Ihnen beim Reiben dort weh, dann sollten Sie etwas für Ihr Blut tun: Eine Knoblauch-Kur gegen Arteriosklerose, fettarme Kost, viel Rohkost, Entschlackungs-tees und Blutreinigungstees.

- Rubbeln Sie sich genau in der Mitte unterhalb Ihrer Unterlippe. Verspüren Sie dabei ein eher unangenehmes Gefühl, dann sollten Sie Ihr Immunsystem kräftigen: mit einer Knoblauchkur von sechs Wochen, mit den homöopathischen Echinacea-Tropfen, durch die Einnahme von 2 Teelöffeln Melissengeist in einer Tasse Tee, durch eine Kur mit Misteltropfen aus der Apotheke.

- Rubbeln Sie sich zu beiden Seiten unmittelbar neben Ihren Nasenflügeln. Spüren Sie dabei einen leichten Schmerz, dann müssen Sie etwas tun, damit Sie nicht sehr bald Verdauungsbeschwerden bekommen: leichte Kost, Bauch warm halten, keine blähenden Speisen essen, Ballaststoffe, Vitamine und Mineralstoffe aufnehmen.

Die Rubbel-Zonen rund um die Augen sollten mit dem Zeigefinger oder mit dem Mittelfinger durchgeführt werden. Man muss in diesem Bereich sehr sanft rubbeln, am besten in leicht kreisenden Bewegungen. Besondere Vorsicht ist geboten bei der: Gallen-Rubbel-Zone, der Blasen-Rubbel-Zone, , der Magen-Rubbel-Zone und der Gehirn-Rubbel-Zone.

Kopfdruck am Morgen

Es gibt verschiedene Gründe, warum man morgens mit einem unangenehmen Kopfdruck erwacht: Entweder hat man abends zuvor zu viel und zu schwer gegessen, mitunter hat man auch ein wenig zuviel getrunken oder geraucht. Oder man hat schlecht geschlafen, leidet unter Wetterfühligkeit und glaubt den Aufgaben des bevorstehenden Tages nicht ganz gewachsen zu sein. Man erhebt sich aus dem Bett und hat das Gefühl, als würde man eine schwere Last auf dem Kopf tragen. Meine Großmutter hatte zwar keine Ahnung von der Akupressur. Aber sie pflegte in solchen Situationen zu sagen: «Heute muss ich mir wieder meinen Kopfdruck wegreiben!» Und dann massierte sie sich fest mit den Fingern beider Hände die Schädeldecke. Sie erfasste damit korrekt die Rubbel-Zone.

- Ziehen Sie in Gedanken von der Stirnmitte bis zum Nackenansatz eine Mittellinie über die Schädeldecke und setzen Sie dort entweder den Zeigefinger einer Hand, die Zeigefinger beider Hände oder alle Finger einer Hand aneinandergelegt außer dem Daumen an.
- Rubbeln Sie niemals mit der Faust. Das wäre zu stark.
- Jetzt schauen Sie gerade, drehen den Kopf nach links und wenden ihn dann langsam nach rechts.
- Jetzt öffnen Sie den Mund.
- Und dann rubbeln Sie die Rubbel-Linie von vorn nach hinten

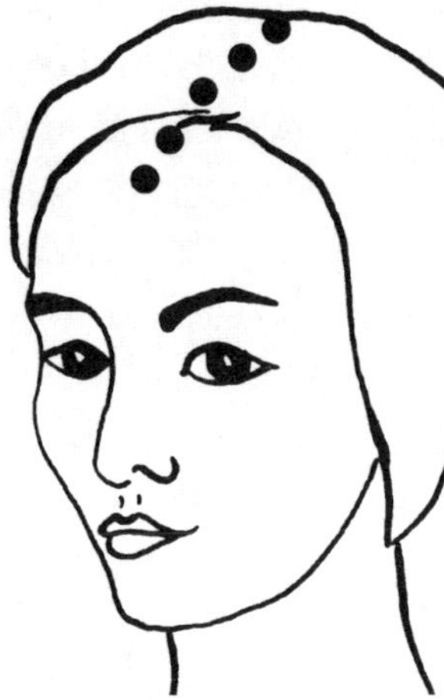

Außerdem gibt es noch einige andere wichtige Rubbel-Übungen gegen den Kopfdruck am Morgen:

- Ergreifen Sie innerhalb der angegebenen Rubbel-Zone zwischen Stirn- und Nackenansatz einige Haarbüschel, ziehen Sie sie hoch und reiben Sie sie dann gegen die Kopfhaut. Das fördert die Durchblutung. Sie spüren dabei im ganzen Körper ein angenehmes Kribbeln.
- Öffnen Sie den Mund und massieren Sie mit den Mittelfingern der Hände das Zahnfleisch.
- Oder rubbeln Sie jeweils mit dem Daumen und dem Zeigefinger ein Ohrläppchen und ziehen dabei daran.

Augenschmerzen

In unserer heutigen Zeit sind unsere Augen überbeansprucht und gefährdet. Viele von uns sitzen sehr oft am Steuer ihres Wagens oder lenken ein zweirädriges Fahrzeug.

Viele arbeiten etliche Stunden am Tag an einem Computer und setzen die Augen einem Monitor aus. Und viele können sich abends - bis oft tief in die Nacht - nicht vom Fernsehen trennen. Augenschmerzen sind deshalb bei vielen Menschen an der Tagesordnung. Sie äußern sich meist folgendermaßen:

- Man verspürt einen brennenden Schmerz in den Augen.
- Man verspürt einen unangenehmen Druck von oben.
- Von den Augen aus strahlen Schmerzen über den ganzen Kopf aus.

Das menschliche Gesicht verfügt über vier grundlegende Rubbel-Zonen, von denen aus Schmerzen und unangenehmer Druck in den Augen beseitigt werden können, egal, ob die Augenschmerzen nun auf eine Wetteränderung, auf Überbeanspruchung der Sehorgane oder auf zu wenig Schlaf zurückzuführen sind. Diese Rubbel-Zonen finden wir:

- entlang der Augenbrauen,
- an der Nasenwurzel,
- an den Nasenflügeln und
- auf den Augenlidern.

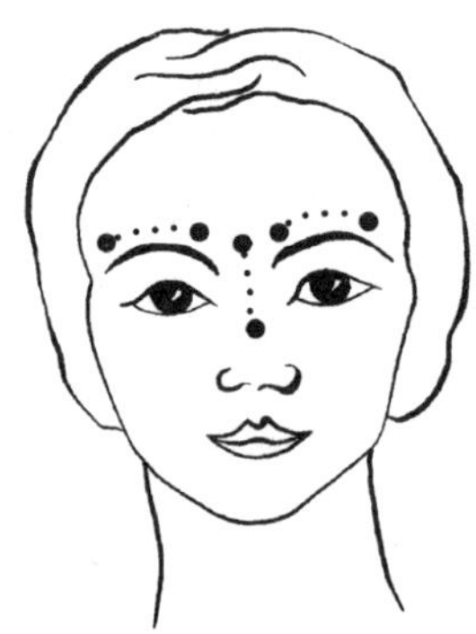

- Legen Sie die Zeigefinger auf die Augenbrauen und rubbeln Sie in horizontaler Bewegung. Gehen Sie dabei sehr zart vor.

- Zusätzlich greifen Sie mit dem Daumen und dem Zeigefinger der rechten Hand an die Nasenwurzel, genau dort, wo normalerweise eine Brille aufsitzt. Rubbeln Sie dort von oben nach unten und umgekehrt (linke Abb.).

- Eine andere Rubbel-Methode gegen Augenschmerzen: Reiben Sie mit den Zeigefingern die Nasenflügel gleichzeitig (rechte Abb.)
- Oder schließen Sie die Augen und rubbeln Sie ganz sanft und leicht, als würden Ihre Fingerkuppen darüber schweben, die gesenkten Augenlider. Beginnen Sie an der Innenseite der Augen nächst der Nasenwurzel und bewegen Sie die Fingerkuppen langsam nach außen (rechte Abb.)

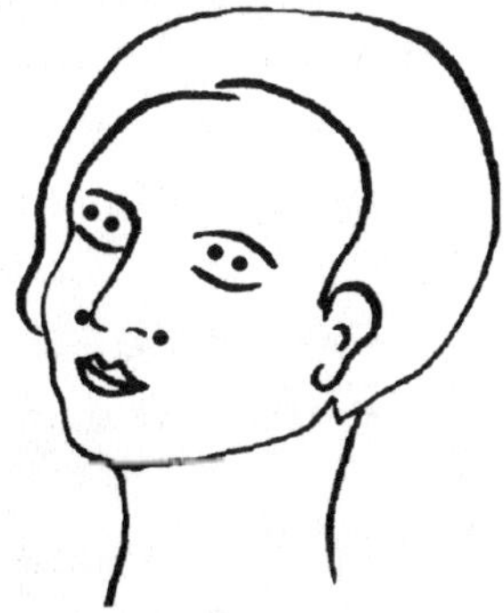

- Wenn nur ein Auge schmerzt, so sollte die Akupressur dennoch immer auf beiden Augen durchgeführt werden.

Bei der Akupressur an den Augen darf das Rubbel-Elixier Melissengeist nicht vorher aufgetragen werden. Die Augenpartien sind zu empfindlich dafür.
Wenn die Augenschmerzen immer wiederkehren und permanent anhalten, kann ein Augenleiden vorliegen. Dann muss sofort der Augenarzt aufgesucht werden.

Glanzlose Augen

Es gibt Tage oder besser gesagt Abende, an denen man noch ausgehen möchte und bemerkt: Die Augen strahlen nicht. Sie wirken müde und glanzlos. Vor allem Mädchen und Frauen haben das Problem. Dadurch kann das Gesicht negativ und älter wirken. Man kann mit der Akupressur den Augen wieder strahlenden, positiven Glanz geben. Vielen Kollegen beim Fernsehen, die gerne mit strahlenden, glänzenden Augen vor die Kamera oder auf die Bühne gehen, konnte ich mit der Akupressur helfen. Etliche ersparen sich seither das lästige Eintropfen von nicht gerade bekömmlichen Chemikalien. Und so rubbelt man die Augen strahlend.

- Setzen Sie sich vor einen Spiegel und schließen Sie für ein paar Sekunden die Augen.

- Öffnen Sie sie wieder und massieren Sie mit den Kuppen der Zeigefinger zuerst das innere Ende der Augenbrauen.

- Danach rubbeln Sie den inneren Augenwinkel.

- Dann rubbeln Sie mit den Mittelfingern das äußere Ende der Augenbrauen und anschließend die äußeren Augenwinkel.

- Zuletzt rubbeln Sie mit den Zeigefingern in der Mitte unter den Augen die Tränendrüsenknochen.

- Auch hier gilt wieder die Regel: Rubbeln Sie ganz zart.
- Auch hier wieder ist der Einsatz des Rubbel-Elixiers Melissengeist nicht gestattet, weil dadurch die Augen gereizt werden könnten.

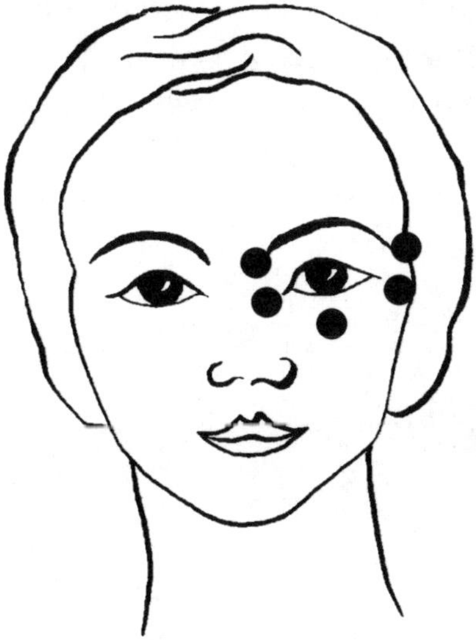

Mit diesen Rubbel-Übungen verschwinden als Nebeneffekt sehr oft auch leichte Augen - oder Kopfschmerzen. Die Augen bekommen frischen Glanz und geben dem Gesicht ein jüngeres, vitales Aussehen. Diese Rubbel-Kur kann in jedem Alter durchgeführt werden.

Augen-Kosmetik

Vor allem Frauen und Mädchen widmen sich intensiv der kosmetischen Behandlung ihrer Augenpartie, denn eine makellose Haut rund um die Augen verschönt und verjüngt das gesamte Gesicht. Viele aber wissen nicht, dass dazu außer Cremes und Salben und einer vitaminreichen Ernährung auch das Rubbeln beitragen kann. Sie sollten daher einige wichtige Rubbel-Griffe kennen, mit denen Sie ihre Augenpartie verwöhnen. Eine ideale Kombination: Tragen Sie doch Ihre Schönheitspräparate mit gezielten Rubbel-Übungen auf.

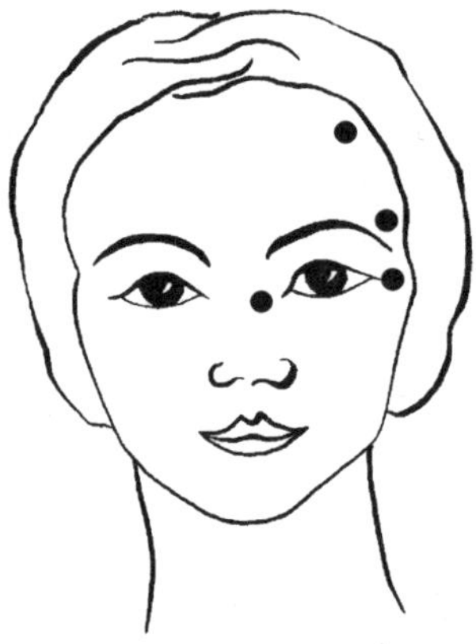

- Rubbeln Sie die Stirn am Haaransatz genau oberhalb der äußeren Augenbraue.

- Dann rubbeln Sie direkt an der äußeren Augenbraue.

- Schließlich setzen Sie den Zeigefinger zuerst am inneren, dann am äußeren Augenwinkel an und rubbeln Sie dort zart.

- Eine ungewöhnliche Rubbel-Zone, die auf die Schönheit der Augenpartie wirkt, liegt am ersten und zweiten Lendenwirbel.

- Außerdem sollten Sie regelmäßig die Außenseite der Ellenbogen rubbeln.

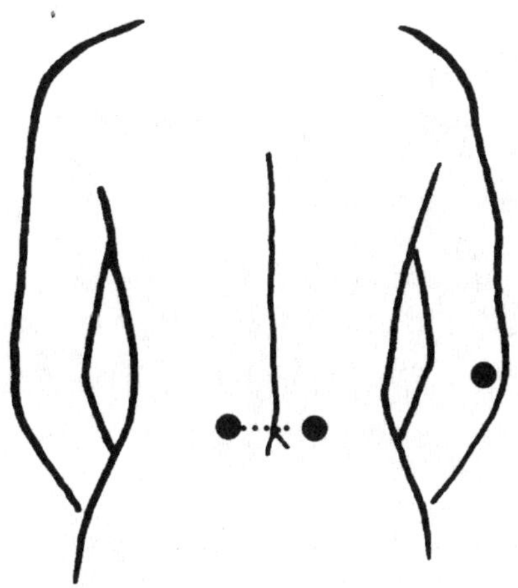

Die Rubbel-Zonen rund um die Augen werden nicht mit dem Rubbel-Elixier Melissengeist vorbehandelt.

Augenlid-Entzündung

Oft hält man sich in einem unangenehmen Luftzug auf oder Staub gerät einem in die Augen. Die Folge kann eine unangenehme und lästige Augenlid-Entzündung sein. Allerdings gibt es einfache Rubbel-Massagen, mit denen man so eine Entzündung unterbinden kann. Wenn man beim ersten unangenehmen, ziehenden Gefühl in einem Augenlid rechtzeitig die Rubbel-Zonen bearbeitet, kann man sich in vielen Fällen eine Entzündung ersparen.

- Setzen Sie den Zeigefinger am inneren Augenwinkel und dann am inneren Augenbrauenbeginn an. Rubbeln Sie sanft.

- Anschließend rubbeln Sie an der Schläfe.

- Danach rubbeln Sie die Außenseite der Ellenbogen und die Innenseite der Armgelenke.

- Rubbeln Sie die Fläche über dem Nabel.

- Schließlich rubbeln Sie die Hautfläche unterhalb des Knies und die Oberseite des Mittelfußes oberhalb des Zehenansatzes.

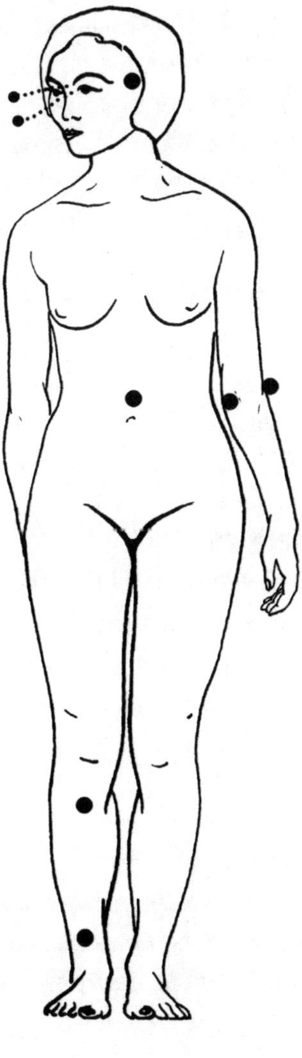

Kopfschmerzen

Kopfschmerzen sind in unserer zivilisierten, technisierten Welt voll Stress und Hektik sowie Umweltbeeinflussung bei vielen Menschen sehr verbreitet. Sie sind der Ausdruck eines allgemeinen Unwohlseins, innerer Störungen oder das Alarmzeichen für eine Schwäche des Organismus. Kopfschmerzen sind nach medizinischem Ermessen keine eigene Krankheit, sondern der Hinweis auf andere mögliche Erkrankungen.

- Kopfschmerzen am Hinterkopf verweisen oft auf Verdauungsstörungen, Neigung zu Mittelohrentzündung, auf Zahnprobleme, überanstrengte Sehorgane, Unterleibserkrankungen, seelische Störungen und Wirbelsäulenprobleme.
- Schmerzen an der Schläfe zeugen oft von Wetterfühligkeit und vermehrter Anfälligkeit für Augenleiden und Leiden in den Stirn - und Nebenhöhlen.
- Kopfschmerzen an der Schädeldecke deuten auf Frauenkrankheiten, Blasenbeschwerden und Nervenstörungen.
- Kopfschmerzen oberhalb der Augen verkünden eine drohende Erkältung, Schnupfen oder Augenentzündungen.

Und hier die Akupressur gegen verschiedene Arten von Kopfschmerzen:

Normale Kopfschmerzen:

- Suchen Sie mit dem Zeigefinger über den Augen auf der Stirne eine Stelle, die schmerzt und rubbeln Sie hier.

- Anschließend rubbeln Sie die Mitte Ihres Nasenrückens.

- Dann suchen Sie hinter ihrem Ohrläppchen die Vertiefung in der Haut und rubbeln dort mit dem Zeigefinger.

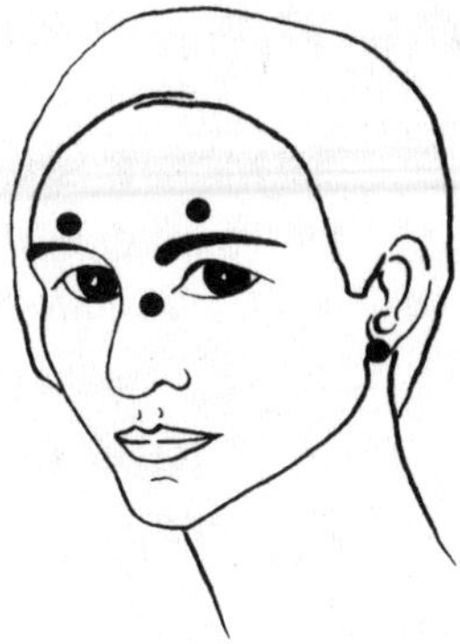

Kopfschmerzen an Schläfe und Stirn:
- Rubbeln Sie in der Vertiefung hinter dem Ohrläppchen.
- Rubbeln Sie den Schläfenbereich.
- Rubbeln Sie mit dem Zeigefinger und rubbeln Sie gleichzeitig mit der Daumenkuppe entlang der Halsschlagader.

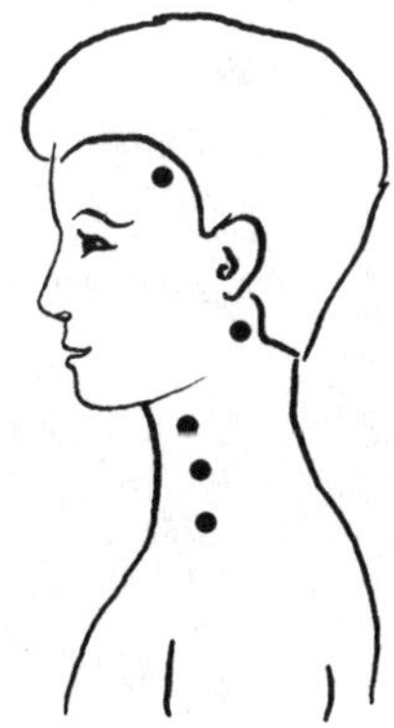

Kopfschmerzen am Hinterkopf und an der Schädeldecke:
- Rubbeln Sie mit dem Zeigefinger oder dem Mittelfinger drei Finger breit vom Ohr entfernt im Nacken.

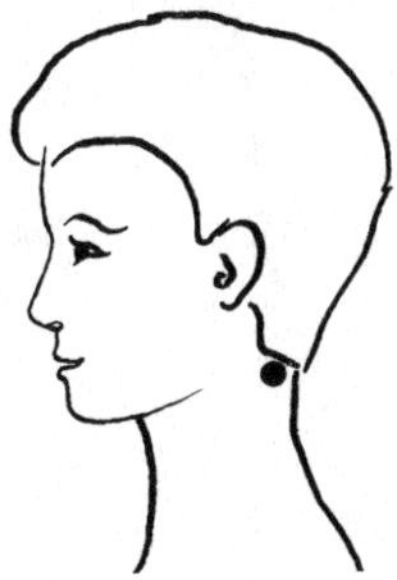

Migräne

Die Migräne ist ein derart verbreitetes Leiden in unseren Breiten geworden, dass sich eine Reihe von Universitäten mit verschiedenen Therapien befassen. Zweifelsohne spielt auch die steigende Umweltbelastung mit einem Zunehmen der Migränefälle eine Rolle. Wenn Sie unter Migräne leiden, so sollten Sie unbedingt auch die Akupressur einsetzen, ehe Sie zu starken Medikamenten greifen. Hier die wichtigsten Rubbel-Massagen:

- Suchen Sie an Ihrer Schläfe nach einer Vertiefung und rubbeln Sie dort.

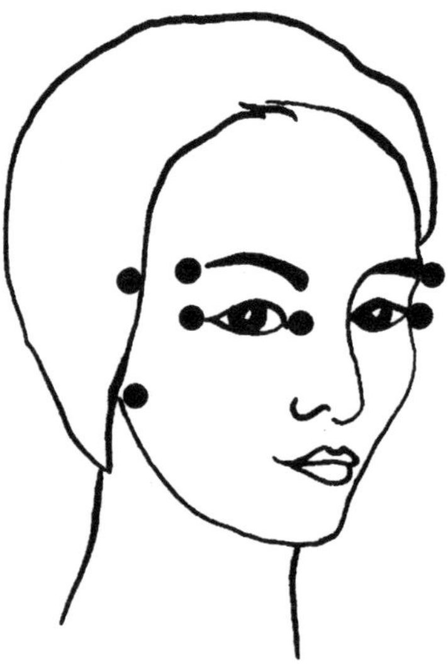

- Dann rubbeln Sie mit den Zeigefingern an den äußeren Augenwinkeln, dann an den inneren Augenwinkeln.

- Außerdem rubbeln Sie oberhalb ihrer Kiefergelenke und an den beiden äußeren Augenbrauen-Enden.

- Oder rubbeln Sie mit dem Daumen der rechten Hand die Hautfläche zwischen Daumen und Zeigefinger der linken Handaußenfläche.
- Rubbeln Sie außerdem die Außenseiten Ihrer Ellenbogen.

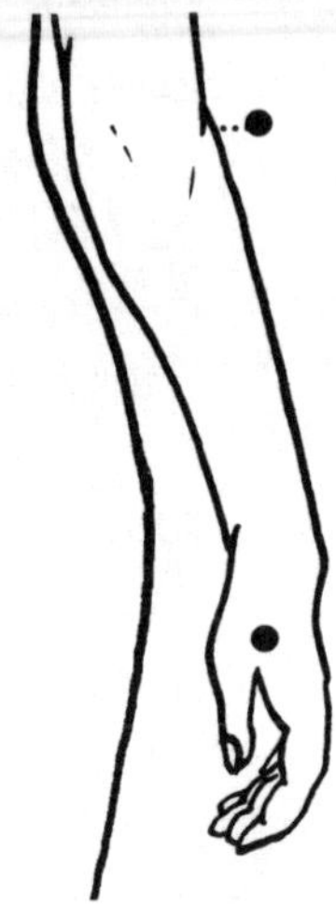

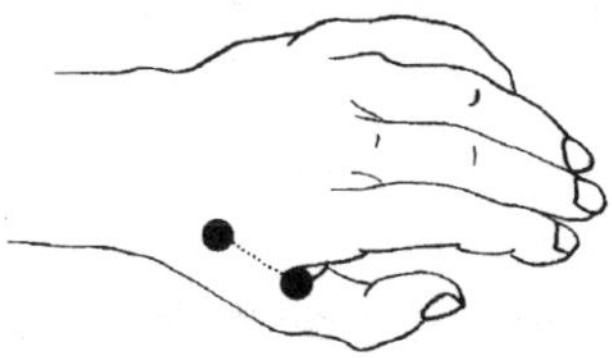

- Sehr wirkam gegen Migräne: Rubbeln Sie an der Außenseite der großen Zehenballen und an der Innenseite der großen Zehen.

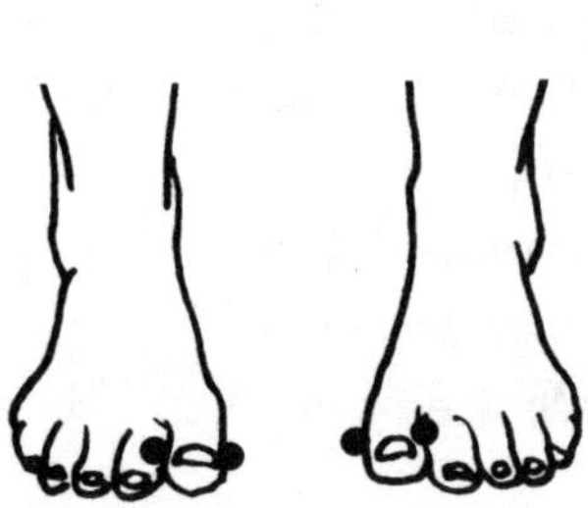

Schnupfen und Erkältung

Egal, welche Jahreszeit bei uns gerade herrscht: Millionen tragen mitunter oft wochenlang einen lästigen Schnupfen mit sich oder sind sonst erkältet. Hauptursache ist eine mangelnde Abwehrkraft und Widerstandskraft unseres Organismus gegenüber Bakterien und Viren. Es gibt viele wirkungsvolle Hausrezepte. Dazu gehört auch die Akupressur.

- Rubbeln Sie mit den Mittelfingen die Augenbrauen.
- Rubbeln Sie anschließend mit Daumen und Zeigefinger der rechten Hand die Nasenwurzel genau dort, wo der Bügel einer Brille aufliegt.

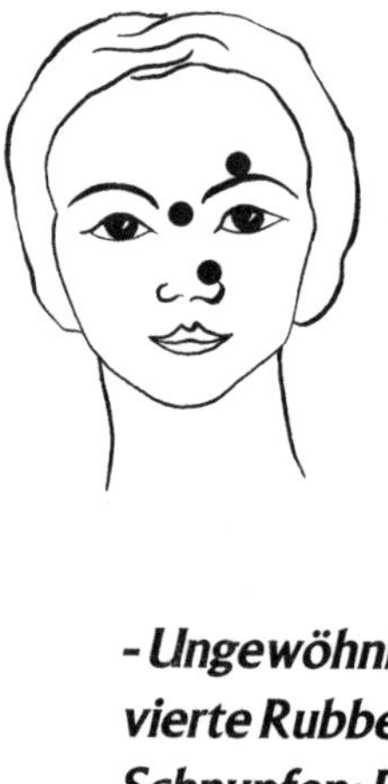

- Anschließend rubbeln Sie die beiden Nasenflügel mit Schwerpunkt in der Falte zu den Wangen.

- Zusätzlich rubbeln Sie mit dem Zeigefinger der rechten Hand die Brust im Bereich der vierten Rippen.

- Ungewöhnlich erscheint die vierte Rubbel-Zone gegen Schnupfen: Reiben Sie auf dem Handrücken die Fläche zwischen dem Daumen und dem Zeigefinger. Reiben Sie dabei bis zum Handgelenk empor.

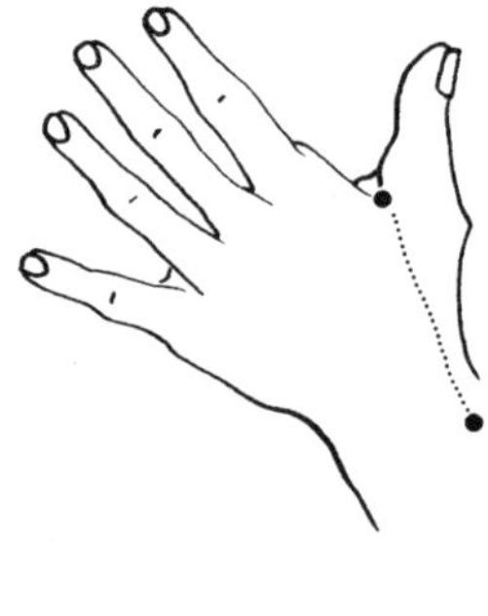

Bindehautentzündung

Vor allem Staub und Rauch sowie eine längere Autofahrt mit offenem Wagenfenster können zu einer schmerzhaften Bindehautentzündung führen. Erstes Anzeichen: Die Augen röten sich und beginnen zu tränen. Wenn Sie beim ersten verdächtigen Anzeichen mit der Akupressur beginnen, können Sie die Abwehrkräfte des Körpers stärken und eventuell eine Bindehautentzündung verhindern:

- Rubbeln Sie die äußeren Augenbrauen.
- Dann die inneren Augenwinkel.
- Dann die Schläfen.
- Schließlich den Hals unter den Kieferknochen.

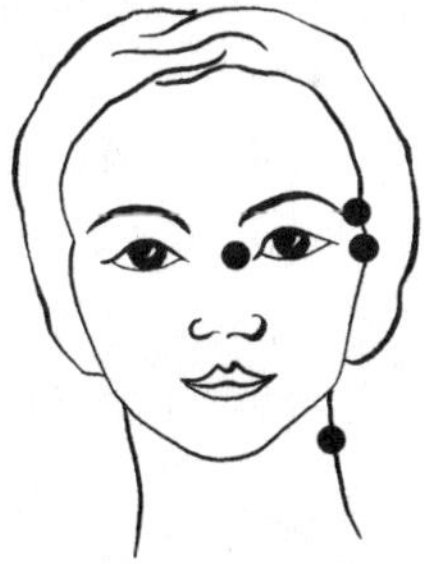

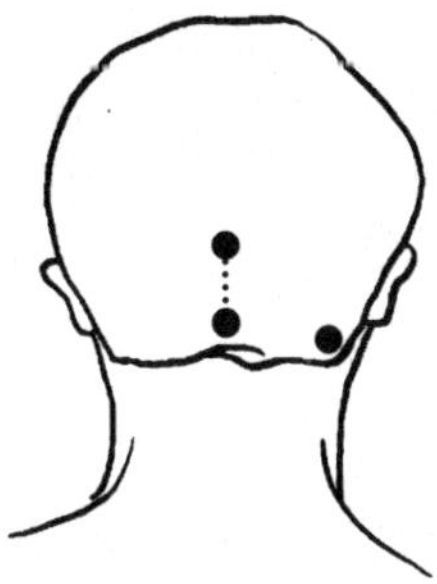

- Nach einer kurzen Pause drücken Sie den Zeigefinger in jene Vertiefung zwischen Schädelende und Nackenbeginn. Genau dort rubbeln Sie fest. Dann rubbeln Sie hinter den Ohren.

Heuschnupfen

Alle Jahre leiden Millionen Menschen am Heuschnupfen, einer besonders lästigen und leidvollen Allergie mit vielen Folgeerscheinungen. Man kann sich mit der Akupressur helfen:

- Reiben Sie sich mit Daumen und Zeigefinger der rechten Hand die Nasenwurzel, dort wo normalerweise eine Brille aufsitzt.

- Anschließend rubbeln Sie die Haut zwischen Nasenlöchern und Oberlippe mit beiden Mittelfingern.

- Schließlich rubbeln Sie die Backenknochen.

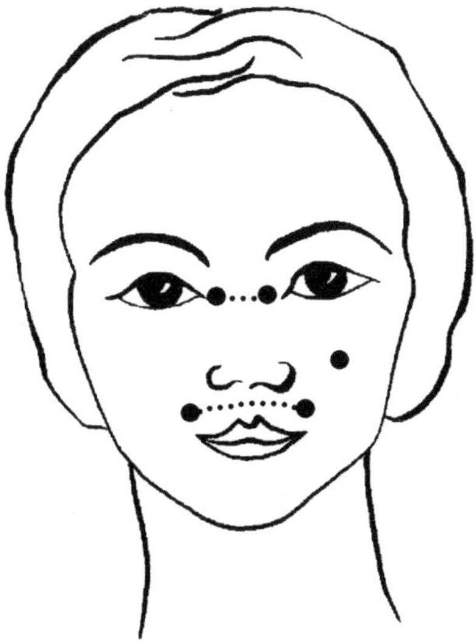

Schluckauf

Schluckauf ist ein überaus lästiges und quälendes Leiden. Mit der Akupressur kann man sich ganz schnell helfen:
Beim ersten Anzeichen eines Schluckaufs sollten Sie sofort zu reiben beginnen.

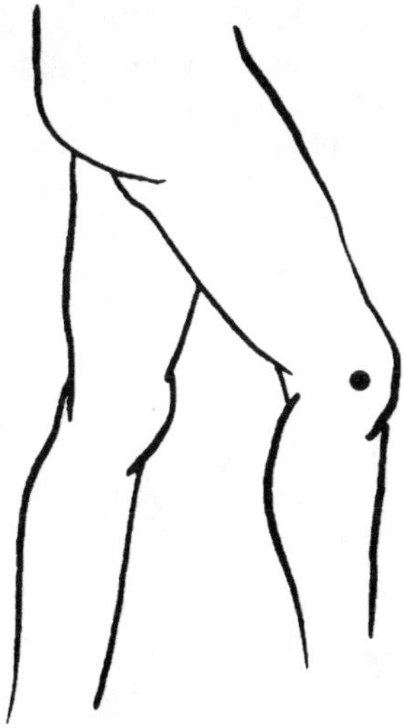

- Suchen Sie mit dem Zeigefinger außerhalb und unmittelbar unterhalb des Knies eine Vertiefung. Dort rubbeln Sie ganz fest.

- Massieren Sie sich unterhalb des Schlüsselbeins.

- Danach rubbeln Sie die Innenseite und die Außenseite der Handgelenke, jeweils mit dem Daumen der anderen Hand

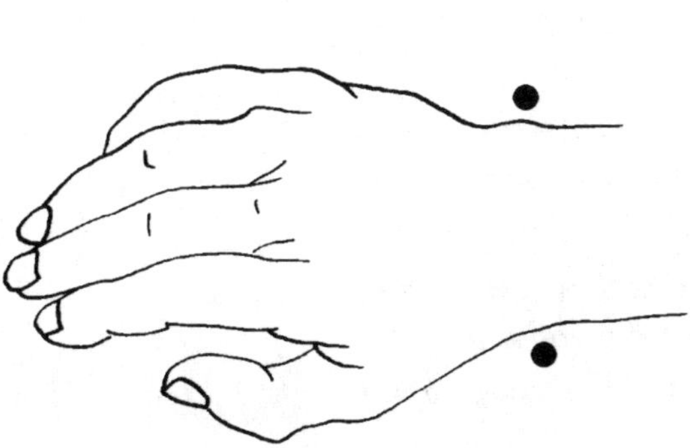

Nasenbluten

Durch eine Erschütterung, durch eine Erkältung, durch Aufregungen, geplatzte Äderchen oder durch eine plötzliche Umstellung der Ernährung kann es bei jung und alt zu Nasenbluten kommen. Vor allem leiden oft Kinder oder ältere Menschen darunter. Eine natürliche Therapie stellt das Rubbeln dar. Sie sollten es einmal versuchen:

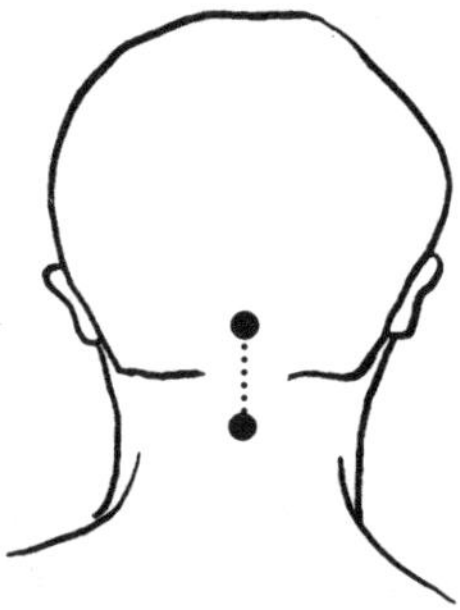

- Rubbeln Sie genau dort im Nacken, wo Ihre Wirbelsäule beginnt, also oberhalb des ersten Wirbels. Am besten kann man hier mit dem Zeigefinger reiben.

- Rubbeln Sie Ihre Schienbeine vom oberen Drittel nach unten.
- Anschließend rubbeln Sie die Falte zwischen den großen Zehen und der Zehe daneben und reiben entlang der Fußwurzel den Fußrist entlang nach oben.

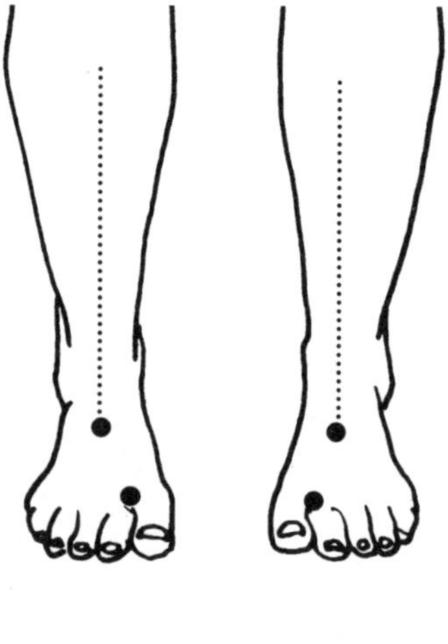

- Wenn das Nasenbluten dann immer noch nicht aufhört, dann lassen Sie sich von jemand entlang der Wirbelsäule den Rücken rubbeln, am besten mit Zeigefinger und Daumen.

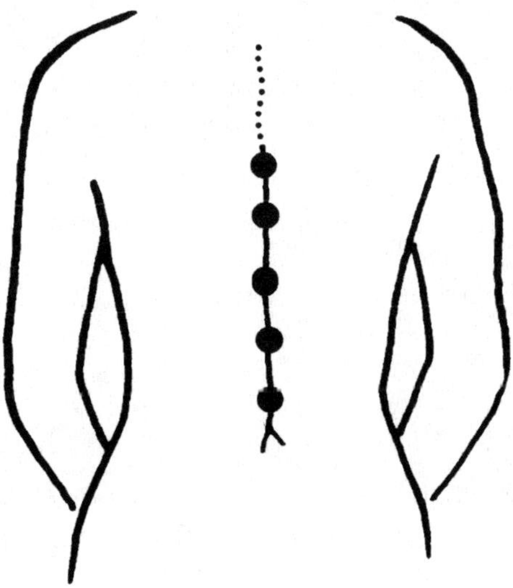

Zusätzliche unterstützende Therapie:

- Legen Sie sich nach dem Rubbeln flach auf den Boden, lassen Sie den Kopf etwas nach hinten hängen und legen Sie sich ein nasses, kaltes Tuch in den Nacken.
- Auch kalte Wadenwickel helfen unterstützend.

Nasen-Schmerzen

Bei extremen Temperaturunterschieden, durch stundenlanges Arbeiten in Air-Condition-Räumen im Sommer, bei Erkältungen im Winter und bei Allergieneigung leiden viele Menschen an lästigen Schmerzen in der Nase. Auch dagegen gibt es Rubbel-Griffe:

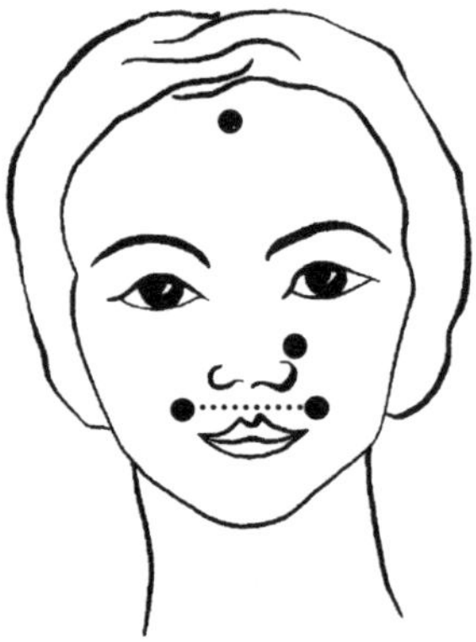

- Rubbeln Sie den oberen Teil der Stirne, und zwar möglichst in der Mitte.
- Rubbeln Sie danach die Nasenflügel und anschließend die Hautfläche oberhalb der Oberlippe.

- Rubbeln Sie mit dem Daumen der einen Hand an der anderen Hand die verlängerte Falte zwischen Zeige- und Mittelfinger.

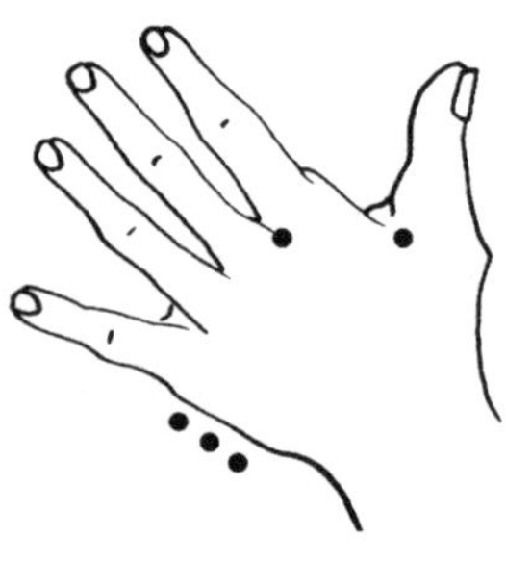

- Reiben Sie anschließend die äußeren Handkanten und rubbeln Sie mit dem Daumen einer Hand die Falte zwischen Daumen und Zeigefinger der anderen Hand.

Husten

Ein lästiger Husten plagt oft in der kalten Jahreszeit viele Menschen. Man sollte unbedingt mit Naturmitteln dagegen ankämpfen. Als Sofortmaßnahme eignet sich die Akupressur.

- Lassen Sie sich von jemand Ihren Rücken in der Höhe des dritten Brustwirbels rubbeln, vor allem die Flächen 5 Zentimeter links und rechts von der Wirbelsäule weg.

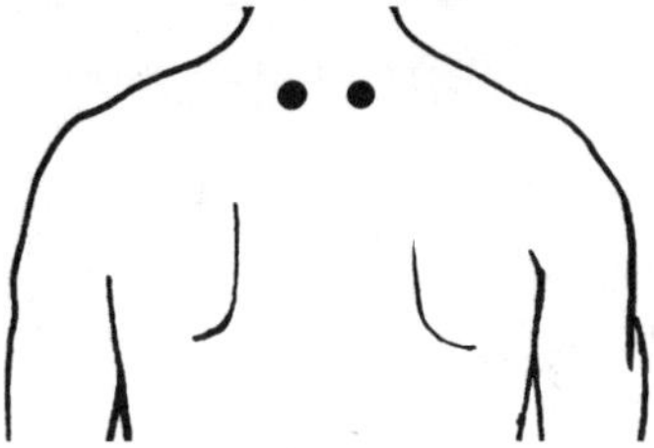

- Rubbeln Sie selbst mit dem Daumen und Zeigefinger Ihre Nasenflügel. Und anschließend rubbeln Sie mit dem Daumen der linken Hand den rechten Daumenballen.

- Rubbeln Sie ebenfalls oberhalb und unterhalb des Nabels und reiben sich unter den Schultern knapp vor den Achselhöhlen.

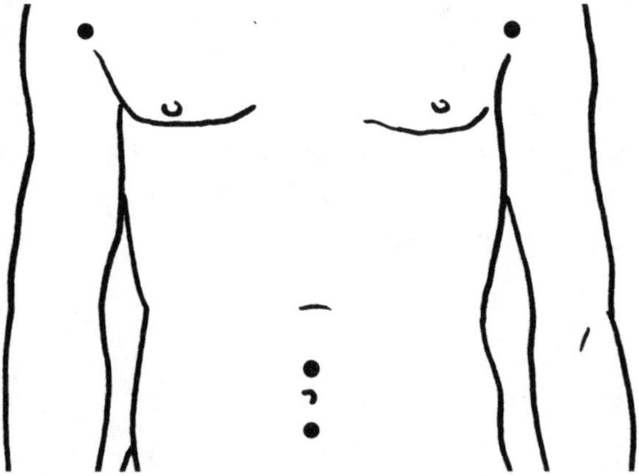

Stirnhöhlenkatarrh

Im Frühjahr und Herbst leiden viele Menschen an Erkrankungen der Stirnhöhlen und der Nasenhöhlen. Es kommt zu Entzündungen und in der Folge zu Eiterungen. Wenn man bei den ersten Anzeichen die Akupressur anwendet, kann man unangenehme und schmerzhafte Folgen abwehren:

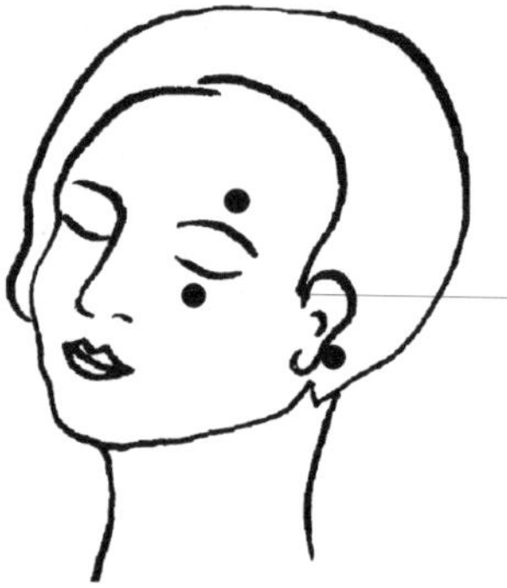

- Rubbeln Sie die Stirne genau in der Mitte und oberhalb der Augenbrauen und anschließend den Augenhöhlenrand unterhalb der Augen.

- Dann rubbeln Sie die Hautpartie hinter den Ohren.
- Und schließlich lassen Sie sich von jemand die Wirbelsäule in der Höhe des dritten Brustwirbels reiben

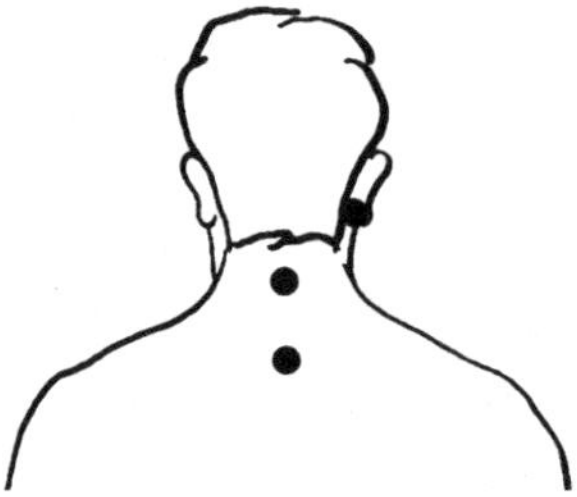

Trigeminus-Neuralgie

Wenn zugleich Sehnerven, Hörnerven und Riechnerven, die vom Gehirn her verlaufen, gereizt werden, kommt es im Gesicht zu einer quälenden Trigeminus-Neuralgie. Es handelt sich dabei um plötzliche Schmerzen auf einer Gesichtshälfte. Frauen und Männer werden oft tagelang davon verfolgt, müssen sich schweren Medikamenten-Kuren, Bestrahlungen oder Operationen unterziehen. Manchen helfen einfache Rubbel-Übungen, um die Situation zu erleichtern:

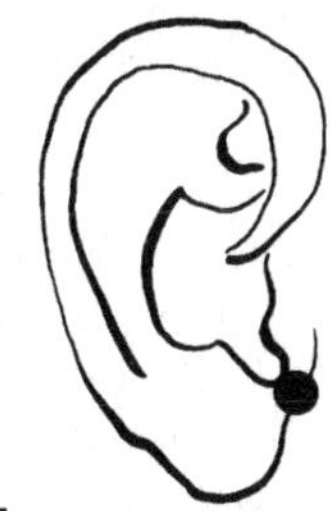

- Suchen Sie mit dem Zeigefinger den verhärteten Wulst oberhalb des Ohrläppchens und rubbeln Sie dort kräftig.

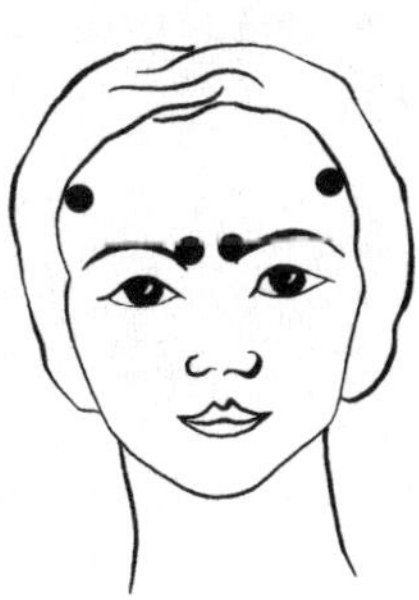

- Rubbeln Sie mit den Mittelfingern die Stirnecken beim Haaransatz und reiben Sie gleich anschließend mit den Zeigefingern am inneren Ende der Augenbrauen.

Wenn auch die Schmerzen der Trigeminus-Neuralgie nur eine Gesichtshälfte befallen, so sollten Sie dennoch die Akupressur auf beiden Seiten durchführen. Das ist dann bereits eine sinnvolle Vorbeugungsmaßnahme für später.

Grundsätzlich sind schwere Trigeminus-Neuralgie-Schmerzen immer mit dem Arzt abzusprechen.

Schwerhörigkeit

Durch die zunehmende Lärmbelästigung in unserer Zeit, aber auch durch Durchblutungsstörungen und Arteriosklerose kommt es vorwiegend bei älteren Menschen zu Schwerhörigkeit. Vielfach muss man sich zu einem Hörapparat entschl-ießen. Wunderbare Erfolge kann man aber mit der Akupressur erzielen:

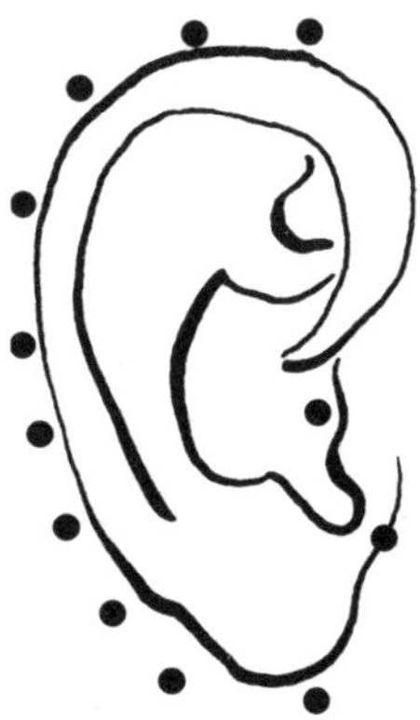

- Rubbeln Sie mit dem Zeigefinger und dem Daumen den Knorpel der Ohren. Und zwar vom Ohrläppchen nach oben und wieder zurück. Rubbeln Sie dabei auch eingehend das Zäpfchen und den Eingang der Ohrmuschel.

- Rubbeln Sie die Hautfläche unterhalb der Backenknochen und die Fläche rund um den äußeren Augenwinkel.

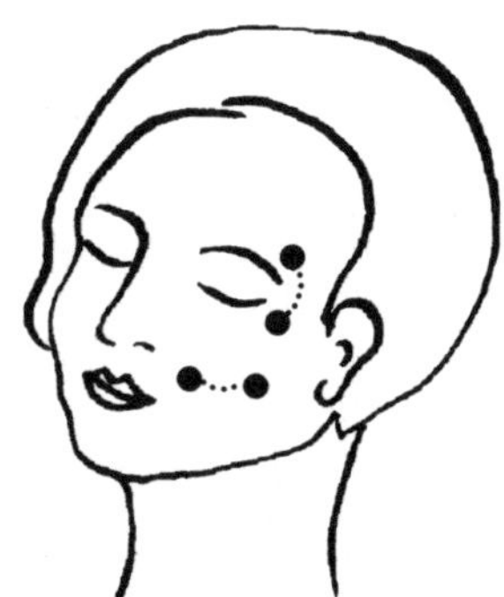

Ohrensausen

Viele ältere Menschen leiden unter unangenehmen störendem und quälendem Ohrensausen oder Ohrgeräuschen. Beides tritt bei Bluthochdruck, bei Durchblutungsstörungen, in den Wechseljahren und bei Arteriosklerose auf. Ehe daraus ein schwerwiegendes Leiden wird, sollten Sie immer wieder die Akupressur einsetzen.

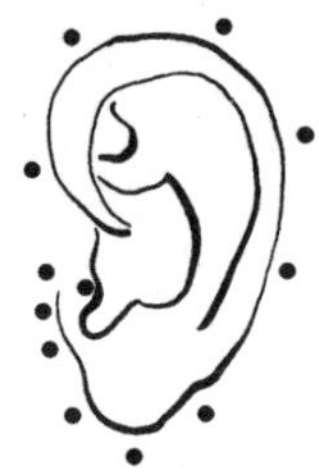

- Nehmen Sie den knorpeligen Rand der Ohren jeweils zwischen Daumen und Zeigefinger und rubbeln Sie nun kräftig vom Ohrläppchen angefangen nach oben und wieder zurück. Ganz besonders fest reiben Sie dabei die Übergangsstelle vom Ohrläppchen zur Gesichtshaut.

- Außerdem rubbeln Sie das Ohrzäpfchen.

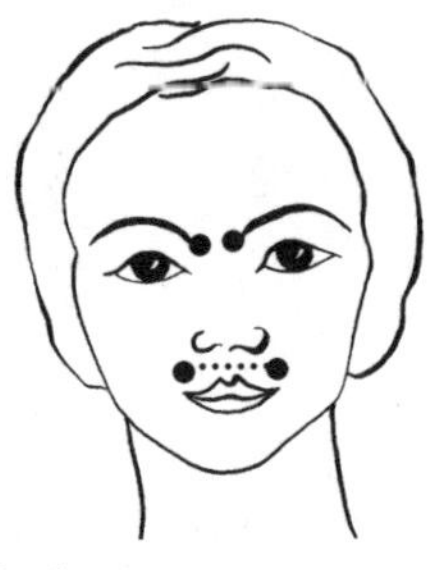

- Zusätzlich reiben Sie mit dem Zeigefinger das innere Ende der Augenbrauen und reiben danach die Hautstelle zwischen Nasenlöchern und Oberlippe

- Sehr hilfreich ist es, wenn Sie morgens nach dem Erwachen im Bett einzeln Ihre Zehen mit den Fingern packen, fest drücken und dann kräftig ziehen.

Zusätzliche unterstützende Therapie:

- Nehmen Sie einige Zeit täglich abends ein heißes Fußbad.

Mandelentzündung

In der kalten Jahreszeit entzünden sich sehr leicht unsere Mandeln: teilweise durch Infektion, durch Sonnen- und Höhensonnenbestrahlung, aber auch durch eine vorhandene Erkältung. Wenn man schon bei den ersten Anzeichen einer Mandelentzündung die Akupressur anwendet, kann man mitunter einer schweren Erkrankung vorbeugen. Auf diese Weise werden die Mandeln, die ja in unserem Organismus Aufgaben der Entgiftung übernehmen, gestärkt:

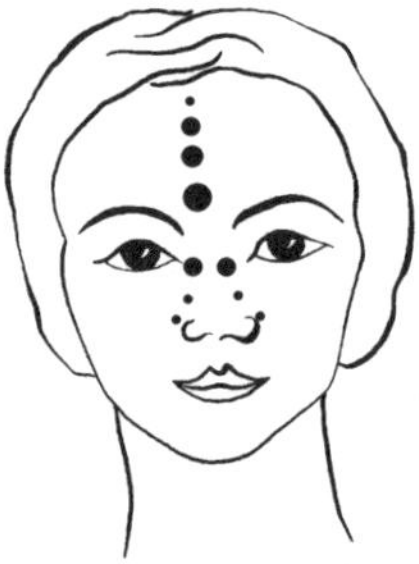

- Rubbeln Sie die Stirnmitte mit den Zeigefingern vom Haaransatz zur Nasenwurzel. Dann rubbeln Sie die Nasenflügel von oben nach unten, am besten mit Daumen- und Zeigefinger

- Anschließend rubbeln Sie mit dem Daumen der einen Hand den Daumen der anderen Hand genau am Fuße des Nagelbettes. Danach reiben Sie die Kerbe zwischen Daumen und Zeigefinger.

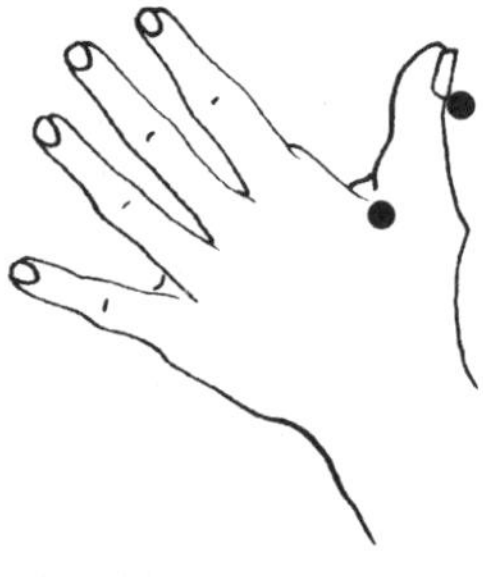

- Grundsätzlich muss bei einer Mandelentzündung immer der Arzt verständigt werden.

Speichelstörungen

Kinder und ältere Menschen leiden unter einem sogenannten «trockenen Mund» - unter Speichelstörungen. Sie sind fast immer mit Gaumenschmerzen und Geschmacksstörungen verbunden. In vielen Fällen kann hier die Akupressur helfen:

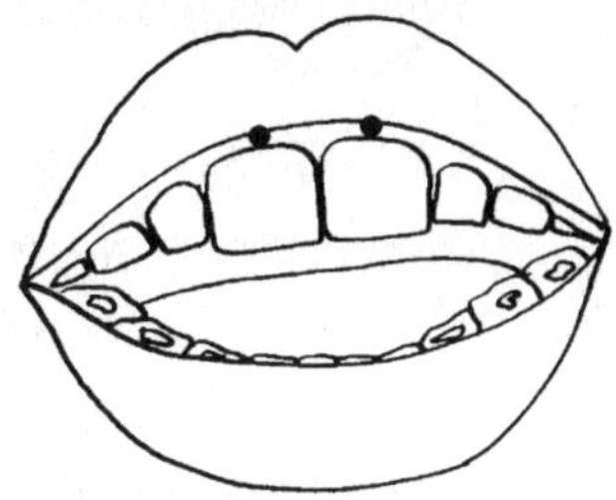

- Öffnen Sie den Mund und rubbeln Sie mit den Zeigefingern beider Hände das Zahnfleisch über den beiden oberen mittleren Vorderzähnen.

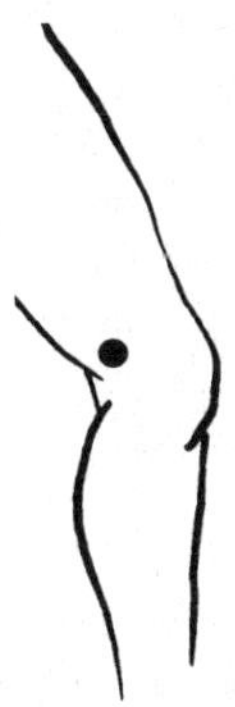

- Dann rubbeln Sie oberhalb der Kniekehle an der Außenseite des Oberschenkels und danach am sogenannten «närrischen Bein», direkt an der äußersten Spitze des Ellenbogens.

- Sie müssen dabei Geduld haben. Manche rubbeln bis zu drei Wochen, bis die Speichelbildung wieder normal einsetzt

Zahnschmerzen

Wer jemals nachts, an Feiertagen oder Wochenenden, an denen kein Zahnarzt zu erreichen ist, von Zahnschmerzen gequält wurde, der weiß, was es bedeutet, durchzuhalten und die Nerven zu bewahren. Da kann die Akupressur wunderbare Hilfe bringen:

- Die wichtigste Rubbel-Zone befindet sich auf dem Zeigefinger rechts außen am Ende des Nagelbettes. Rubbeln Sie mit dem Daumennagel der einen Hand an dieser Stelle am Zeigefinger der anderen Hand. Sie müssen dabei einen Schmerz verspüren, damit der Zahnschmerz vergeht

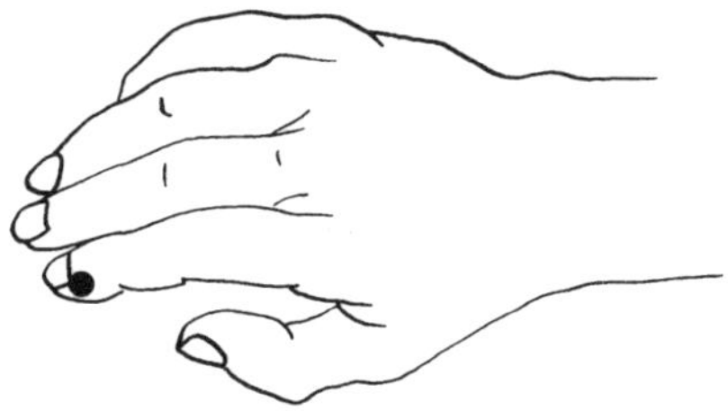

- Weitere Rubbel-Zonen gegen Zahnschmerzen: Rubbeln Sie mit den Zeigefingern beider Hände die Mittellinie der Schädeldecke. Reiben Sie die Haut vor den Ohrläppchen.

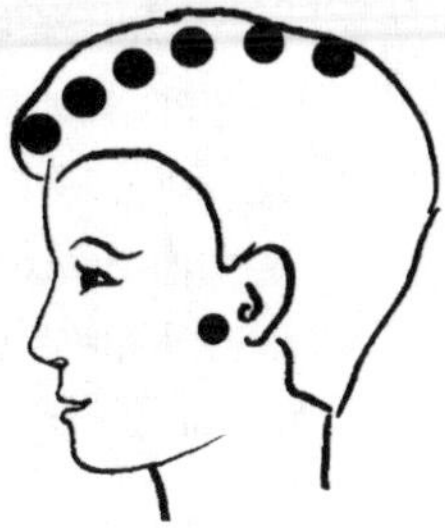

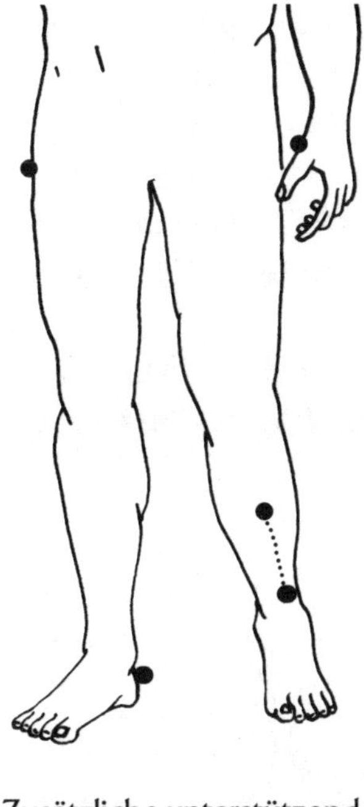

- Rubbeln Sie den Übergang der Hüfte zum Oberschenkel und massieren Sie das Handgelenk an der Daumenwurzel. Schließlich rubbeln Sie noch den Fuß hinter dem Knöchel und das untere Drittel des Schienbeines.

Zusätzliche unterstützende Therapie:

- Spülen Sie den Mund mit heißem Kamillentee aus.
- Kauen Sie 3 Wacholderbeeren.

Zahnfleischentzündung

Ein schmerzendes, mitunter blutendes Zahnfleisch ist der Beweis für eine Zahnfleischentzündung. Sehr oft sind die Ursachen eine falsche, vitaminarme Ernährung, ein zu starkes Mundwasser, Nikotinüberkonsum oder eine Mundinfektion. Man sollte sofort etwas dagegen unternehmen. Eine ideale Unterstützung bildet dabei die Akupressur:

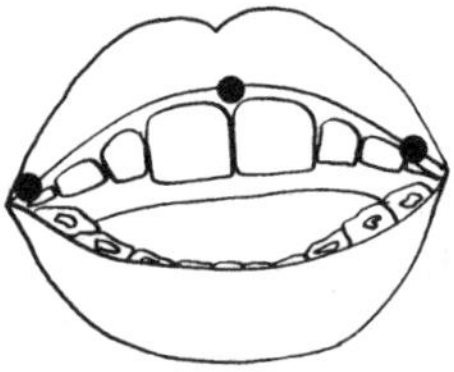

- Öffnen Sie den Mund, suchen Sie die Mitte des Gaumens über den oberen Vorderzähnen und rubbeln Sie dort mit der Daumenkuppe. Bewegen Sie sich aber dabei von der Mitte über das ganze Zahnfleisch bis zu den Mundwinkeln auf beiden Seiten.

- Drücken Sie den Zeigefinger in die Vertiefung am Ende des Schädels und am Beginn des Nackens und rubbeln Sie dort massiv

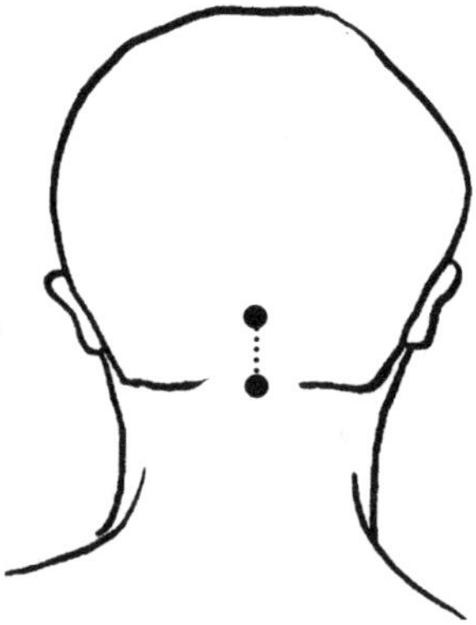

- Und schließlich rubbeln Sie mit dem Mittelfinger am Schädelknochen hinter dem Ohrläppchen.

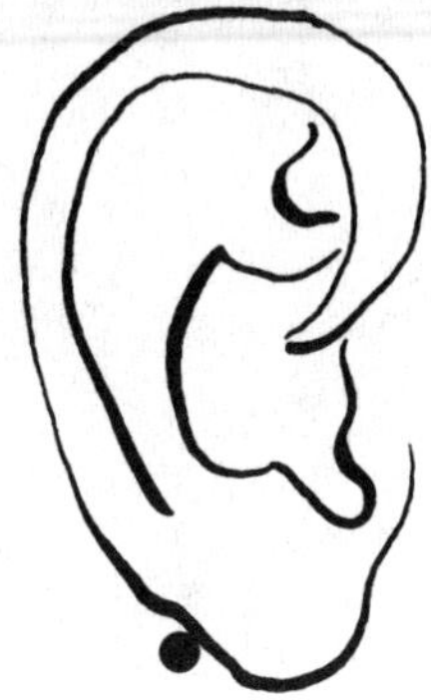

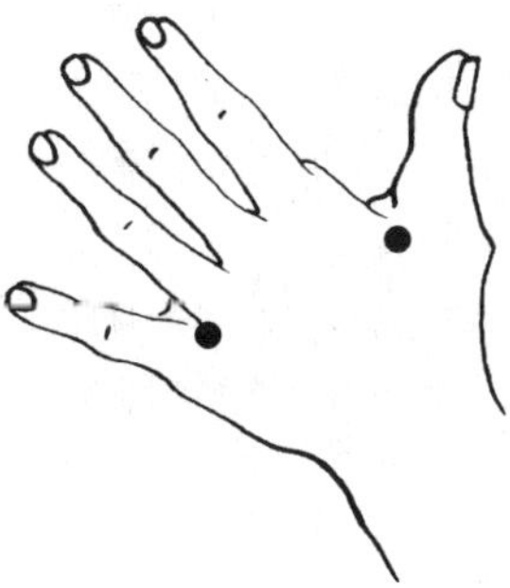

- Zusätzliche Rubbel-Zonen gegen Zahnfleischentzündung finden Sie auf der Mittellinie des Schädelknochens und in der Hautfalte zwischen Daumen und Zeigefinger sowie zwischen dem Ringfinger und dem kleinen Finger.

Grundsätzlich ist jedoch bei einer Zahnfleischentzündung immer der Zahnarzt aufzusuchen.

Alterndе Gesichtshaut

Die ehrliche Sorge jeder Frau ist die alternde Gesichtshaut. Je jugendlicher die Haut bleibt, desto jünger bleibt auch das gesamte Aussehen der Frau. Die Kosmetik bietet viele wertvolle Präparate an. Allerdings sollte man auch die Akupressur einsetzen. Das Rubbeln setzt Reaktionen im Organismus in Bewegung, welche mithelfen, die Haut besser zu durchbluten und zu straffen. Schon im Mittelalter ließen sich die Frauen hochgestellter Personen von Mönchen in die Kunst des «Jungbleibens» einweisen.

- Rubbeln Sie mit dem Zeigefinger auf der Schilddrüse unter dem Adamsapfel. Dabei wird nachweislich das Hormon Thyroxin freigesetzt, bahnt sich einen Weg in die Blutbahn und wirkt direkt auf die Haut ein, so dass diese geschmeidiger, sanfter und absolut vitaler wird. Gleichzeitig bekommen auch die Lippen eine festere Farbe.

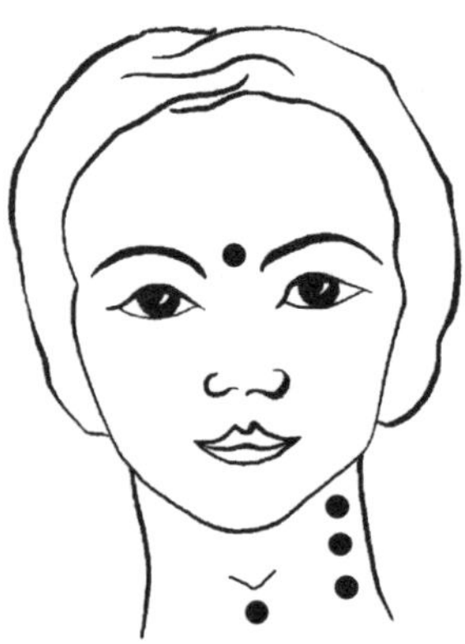

- Rubbeln Sie anschließend entlang der Halsschlagader.

- Und dann reiben Sie mit Daumen und Zeigefinger die Nasenwurzel.

Graue Haare

Wenn im Laufe des Alters, bei manchen Menschen auch schon früher, die Produktion des Farbstoffes im Haar nachlässt, dann wird man grau. Nur Wenige bekennen sich zu dieser grauen Farbe. Wenn sich die ersten Anzeichen zum Grauwerden melden, dann sollte man sofort die Akupressur einsetzen, um ein weiteres, stärkeres Ergrauen zu stoppen und zu bremsen. Das wirkt bei vielen Menschen bestens. Man muss dabei allerdings Geduld haben und sollte die Akupressur wochen- und monatelang durchführen. Hier die wichtigsten Rubbel-Übungen dafür:

- Reiben Sie mit der Daumenkuppe entlang Ihrer Halsschlagader von oben nach unten. Danach klopfen Sie mit Zeige- und Mittelfinger entlang der Linie.

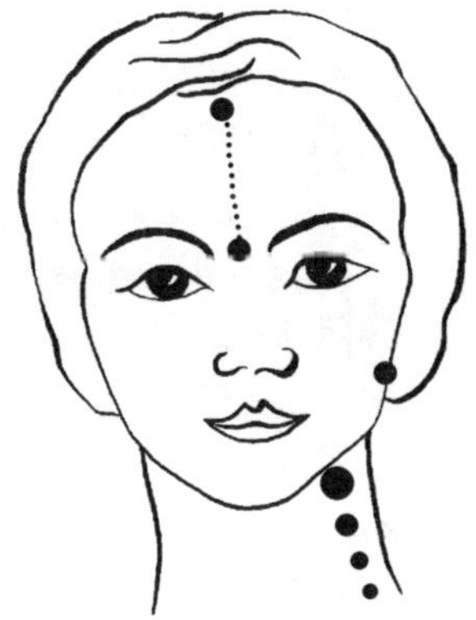

- Anschließend rubbeln Sie von der Nasenwurzel weg bis zum Haaransatz die Mitte Ihrer Stirn in kleinen, kreisenden Bewegungen.

- Man sollte vorbeugend diese Akupressur schon ab dem 30. Lebensjahr durchführen.

Falten im Gesicht

Ab einem gewissen Alter beginnen Frauen wie Männer kritisch die Anzahl ihrer zunehmenden Falten im Gesicht zu prüfen. Frauen nehmen dann meist recht massiv den Kampf dagegen auf. Bei all den üblichen kosmetischen Faltenbehandlungen sollte man die Akupressur nicht vergessen. Wenn man sie rechtzeitig startet, kann man die allzuschnelle Bildung etlicher Gesichtsfalten verhindern und kann damit ein jüngeres Gesicht bewahren. Vorbeugend lohnt es sich, die Übungen ab dem 30. Lebensjahr regelmäßig durchzuführen:

- Rubbeln Sie mit dem Zeigefinger das innere Ende der Augenbrauen; reiben Sie anschließend mit dem Zeigefinger die Nasenflügel. Übungen beidseitig durchführen.
- Zusätzlich setzen Sie Daumen und Zeigefinger gleichzeitig an den Mundwinkeln an und rubbeln an diesen Stellen.
- Anschließend reiben Sie beide Kieferknochen.
- Jetzt rubbeln Sie mit dem Daumen der einen Hand die Hautfläche zwischen Daumen und Zeigefinger der anderen Hand.

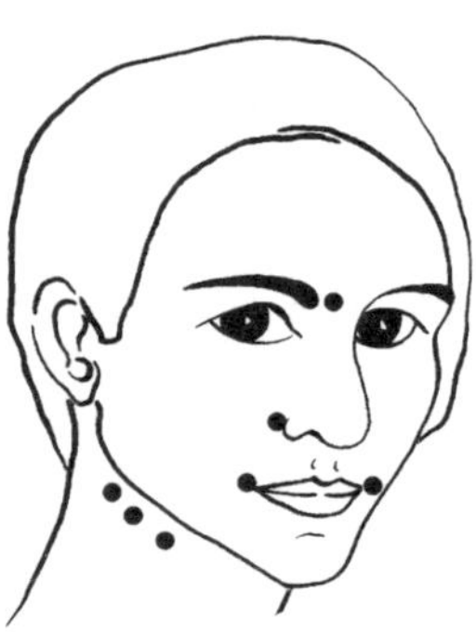

Zusätzliche unterstützende Therapie:
- Machen Sie 2mal die Woche Gesichtsmasken mit Eigelb oder mit frischen Gurken.

Schlafstörungen

Millionen Menschen leiden unter Schlafstörungen, unter Schlaflosigkeit, unter Einschlafstörungen und unter der sogenannten Schlafnervosität: Sie können zwar einschlafen, schlafen aber unruhig und sind am Morgen wie gerädert. Gegen all diese Probleme werden sehr oft schwere Medikamente ohne ärztliche Kontrolle eingenommen. Gerade in diesem Fall aber sollten wir vorerst auf die Kräfte der Natur zurückgreifen. Die Akupressur ist eine harmlose und mitunter sehr zielführende Methode, um wieder zu einem guten, ungestörten Schlaf zu finden. Hier die wichtigsten Rubbel-Zonen:

- Reiben Sie mit der Daumenkuppe einer Hand nach und nach die anderen Fingerkuppen derselben Hand, und zwar möglichst fest. Führen Sie die Übungen gleichzeitig an belden Händen durch.
- Rubbeln Sie massiv die Haut unterhalb des äußeren und unterhalb des inneren Fußknöchels.
- Danach rubbeln Sie die Waden an den Seiten des Unterschenkels. Und danach reiben Sie die Hautoberfläche rechts außen unterhalb der Knie.
- Schließlich rubbeln Sie das Brustbein auf der Höhe der Brustwarzen.

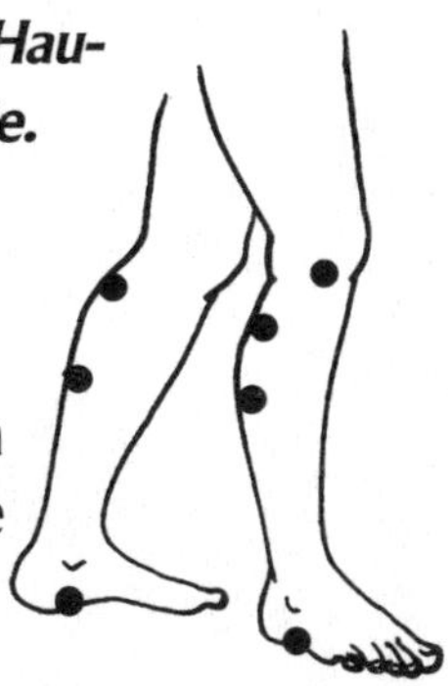

All diese Übungen sind unmittelbar vor dem Zubettgehen durchzuführen. Man sollte sie jeweils 10 Minuten lang anwenden.

Gesichtsblässe

Ein zu blasses Gesicht wirkt müde, abgekämpft und nicht unbedingt gesund. Jedes Gesicht sollte eine gewisse Vitalität ausstrahlen. Bei beunruhigender Blässe kann man mit der Akupressur helfen:

- Rubbeln Sie mit den beiden Handballen gleichzeitig die Backenknochen und dann die Kieferknochen.

- Dann reiben Sie die Stirn.

- Schließlich rubbeln Sie mit allen Fingerkuppen im Uhrzeigersinn die Hautpartie rund um den Mund und am Kinn.

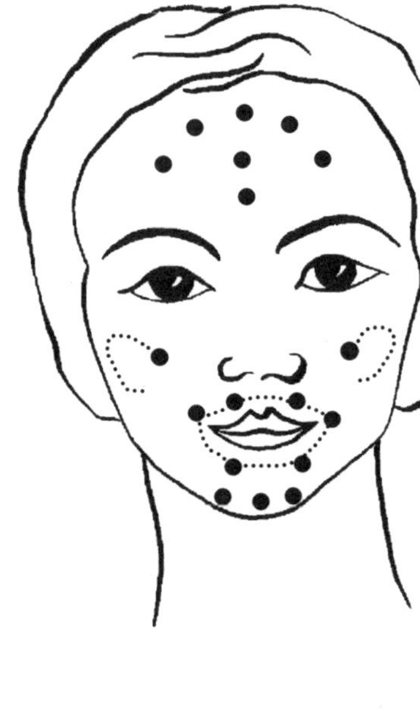

Appetitlosigkeit

Während viele Menschen darunter leiden, dass sie zu viel essen, klagen andere wieder über Appetitlosigkeit und Untergewicht. Auch dagegen kann man die Akupressur einsetzen:

- Rubbeln Sie die Pulszonen der Hände zur Handwurzel hin.
- Dann reiben Sie den kleinen Finger genau unterhalb des Fingernagels.

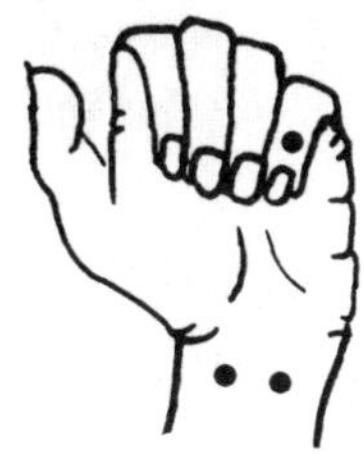

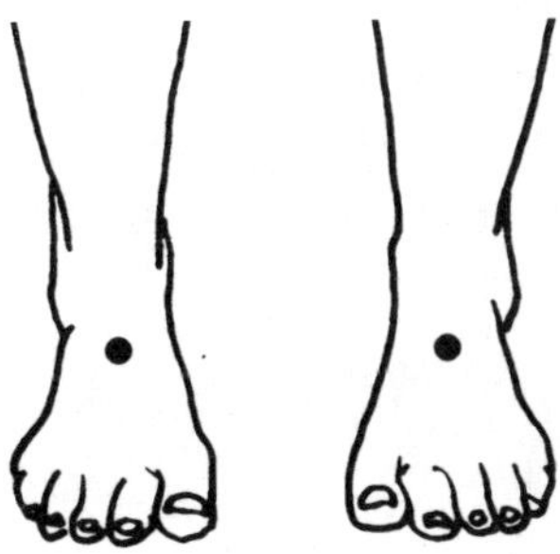

- Außerdem rubbeln Sie die Mitte der Fußwurzel vom Rist in Richtung zu den Zehen.

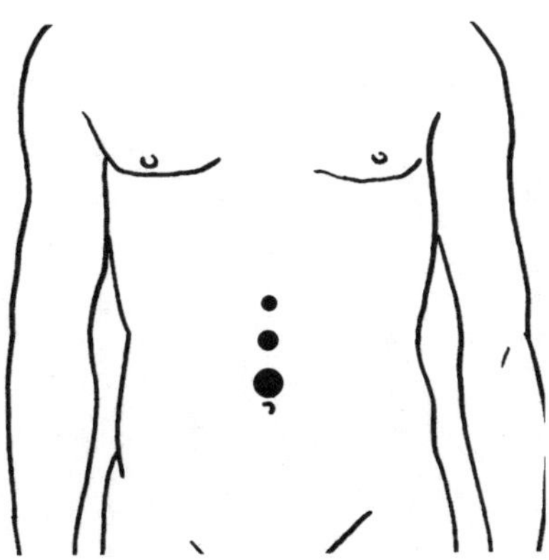

- Schließlich rubbeln Sie die Hautfläche zwischen Nabel und Brustbein von unten nach oben.

Brechreiz

Egal, ob Schwangerschaft, übermäßiges Essen, die Folgen einer langen Autofahrt oder die Reisekrankheit selbst im Spiel sind: Brechreiz ist immer etwas sehr Unangenehmes. Man sollte sofort etwas dagegen unternehmen. Eine praktische Hilfe kann da die Akupressur sein:

- Rubbeln Sie die Hautfläche eine Handbreite unterhalb der Brustwarzen.
- Danach reiben Sie von hier weg nach unten zum Nabel.
- Zusätzlich rubbeln Sie 3 Fingerbreit unterhalb des Nabels, und zwar zum Nabel nach oben hin.

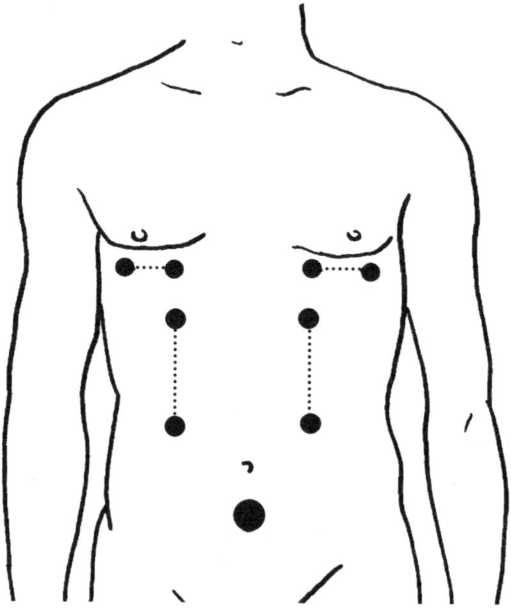

Vergesslichkeit

Junge Menschen sowie Senioren leiden heutzutage auf Grund einer gewissen Reizüberflutung an Konzentrationsstörungen und Vergesslichkeit. Schuld daran sind Umweltbelastungen und Durchblutungsstörungen. Man kann mit der Akupressur einen idealen «Gehirn-Service» durchführen:

- Rubbeln Sie sich die vordere Schädeldecke oberhalb der Stirn.

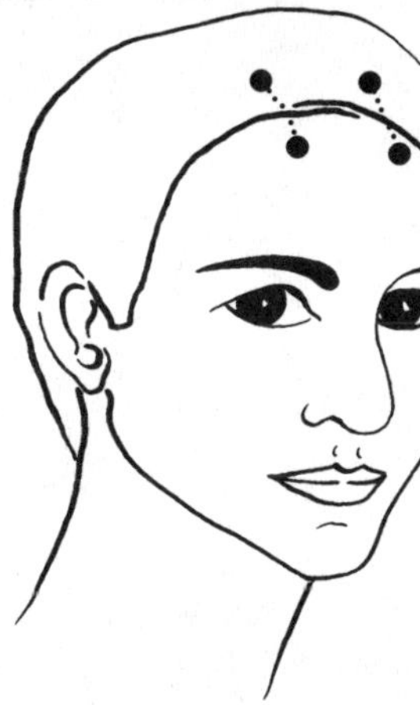

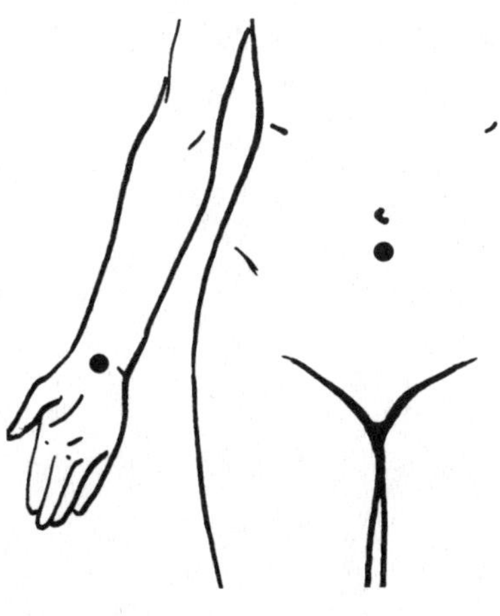

- Danach rubbeln Sie die Pulsflächen der Hände in Richtung Handwurzel. Und gleich danach die Fläche, die 3 Fingerbreit unterhalb des Nabels liegt.

Sprachschwierigkeiten

Mehr Menschen, als man vermutet, leiden darunter, dass sie mehr oder minder starke Sprachschwierigkeiten haben. Meist handelt es sich um das Erscheinungsbild des Stotterns. Hier kann man sich selbst mit der Akupressur helfen.

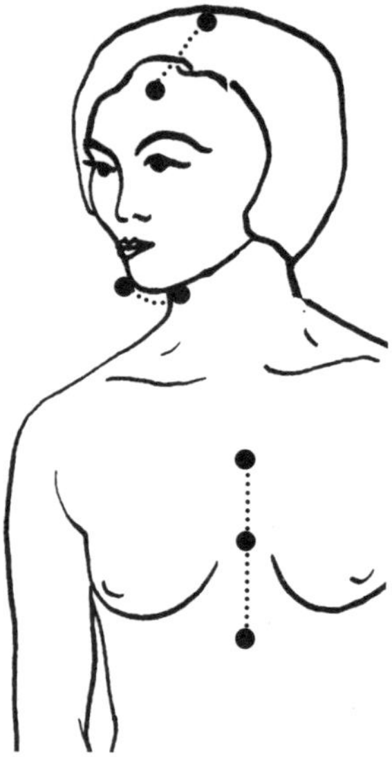

- Rubbeln Sie sich zuerst das Kinn von unten nach oben und dann das Brustbein, ebenfalls in Aufwärtsbewegungen.

- Dann rubbeln Sie sich genau die Mitte Ihrer Schädeldecke nach vorne zum Haaransatz.

- Und schließlich reiben Sie die Handwurzeln an der Innenseite, genau unter dem Handballen, und zwar von unten in Richtung kleiner Finger. Zusätzlich rubbeln Sie die Kniescheibe an der Außenseite des Unterschenkels

Zusätzliche unterstützende Therapie:

- Machen Sie Sprechübungen mit jenen Worten, die Schwierigkeiten bereiten

IV. Die Akupressur für Hals, Nacken, Schultern

Wie man das Gesundreiben auf gezielten Hautflächen erlernt

Die Akupressur am Hals

Der Hals ist für die Akupressur so enorm wichtig, weil hier dicht unter der Haut Rubbel-Zonen verlaufen, die auf der einen Seite für das gesamte Wohlbefinden verantwortlich sind, auf der anderen Seite den Magen- und Darmbereich beeinflussen.

Von hier aus kann man Müdigkeit und Abgeschlagenheit steuern. Reibe-Mönche im Mittelalter und römische Schriftsteller behaupteten, dass man mit dem Reiben des Halses das Leben verlängern kann.

Die Akupressur im Nacken

Vom Nacken aus ziehen sich Rubbel-Zonen, die auf den Dickdarm, den Magen, den Dünndarm, auf die Galle und auf die Blase einwirken. Auch hier wieder kann man durch gezielte Rubbelgriffe das allgemeine Wohlbefinden entscheidend mitbeeinflussen.

Die Akupressur an der Schulter

Sie werden es im Laufe der Zeit selbst erleben und fasziniert beobachten: Ein einziges, kurzes Rubbeln im Bereich der Schultern kann den gesamten Organismus aufmöbeln, egal, ob es sich um eine Verkrampfung, eine Verspannung oder eine Überbeanspruchung von Muskeln und Wirbelsäule handelt. Außerdem kann man mit dem Rubbeln an den Schultern positiven Einfluss ausüben auf die gesamte Lebenskraft, auf den Dickdarm, den Dünndarm, die Verdauung, die Lunge, das Herz und die Nieren.

Abgeschlagenheit

Jeder von uns ist in der heutigen Zeit in Gefahr, dass er seinen Organismus überfordert, sich zuviel zumutet, zu wenig schläft und zu wenig für seine Erholung tut. Der Körper rächt sich mit Abgeschlagenheit. Sind Sie oft müde und schlapp und können sich nicht hinlegen, weil Sie Gäste haben oder noch eine wichtige Arbeit erledigen müssen? Dann setzen Sie zur schnellen Regenerierung die Akupressur ein:

- Schließen sie die Augen und tasten Sie nach Ihrer Halsschlagader. Sie spüren dort genau das Pochen des Blutes. Rubbeln Sie nun zu beiden Seiten der Halsschlagader, aber niemals direkt darauf!

- Anschließend rubbeln Sie Ihren rechten Kiefer von oben nach unten.

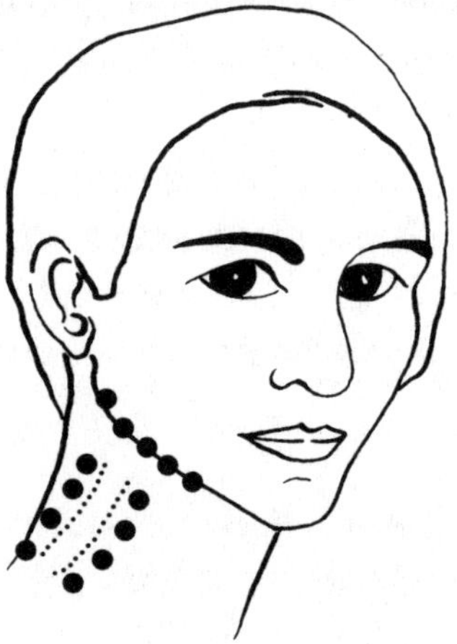

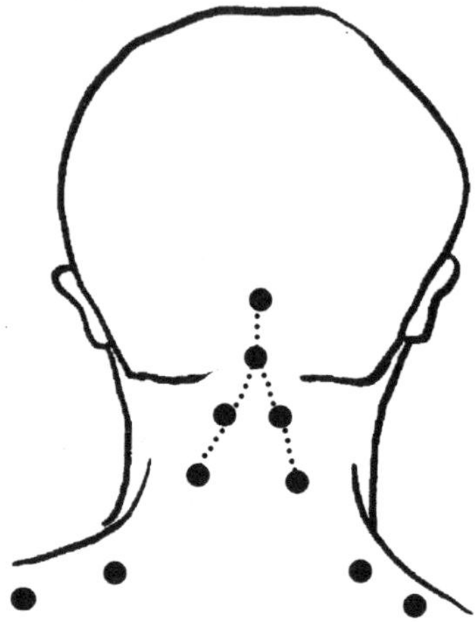

- Jetzt greifen Sie genau in die Vertiefung am Ende der Schädeldecke und am Beginn des Nackens. Rubbeln Sie hier mit dem Zeigefinger der rechten Hand. Gleich danach aber reiben Sie mit beiden Zeigefingern den Nacken herunter, soweit Sie können.

- Und dann lassen Sie sich von jemand jene Stellen bis zu den Schultern rubbeln, die Sie selbst nicht mehr erreichen.

- Das Rubbeln muss sehr fest vor sich gehen.

Nachher legen Sie sich flach hin und strecken sich durch. Wenn Sie die Möglichkeit haben, sollten Sie etwas schlafen.

Steifer Hals

Wie oft leiden wir unter einem steifen Hals: nach einer langen Autofahrt, am Morgen beim Aufstehen, bei einer Wetteränderung oder nach einer einseitigen körperlichen Beanspruchung. Da hilft wieder die Akupressur:

- Auf der Seite des Halses, welche steif und verspannt ist, rubbeln Sie von oben nach unten und umgekehrt. Also entweder links oder rechts.

- Sie können aber auch grundsätzlich beide Halsseiten rubbeln.

- Dann reiben Sie die Vorderseite Ihrer Schultern, genau auf dem Knochen.

- Schließlich massieren sie die Ellenbogenfalte abwärts am Unterarm.

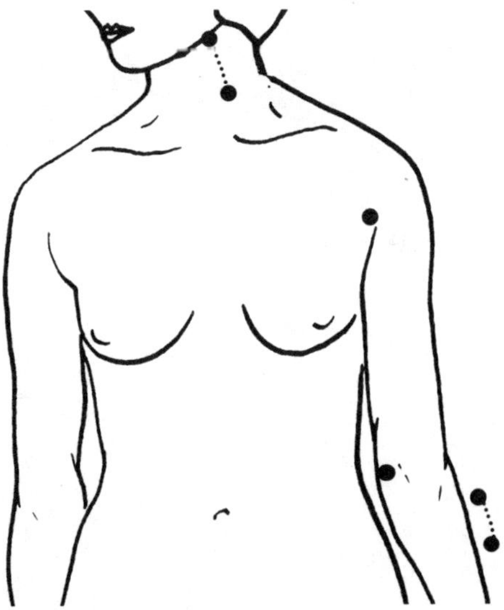

Heiserkeit

Wenn man die Stimme überanstrengt hat, wenn es draußen kalt und feucht ist, dann wird man sehr leicht heiser. Und wer nicht sofort etwas gegen seine Heiserkeit unternimmt, läuft Gefahr, dass sich daraus eine unangenehme Stimmbandentzündung mit Sprechbeschwerden entwickelt. Wer mit Naturmitteln eingreifen möchte, der sollte nicht auf die Akupressur verzichten:

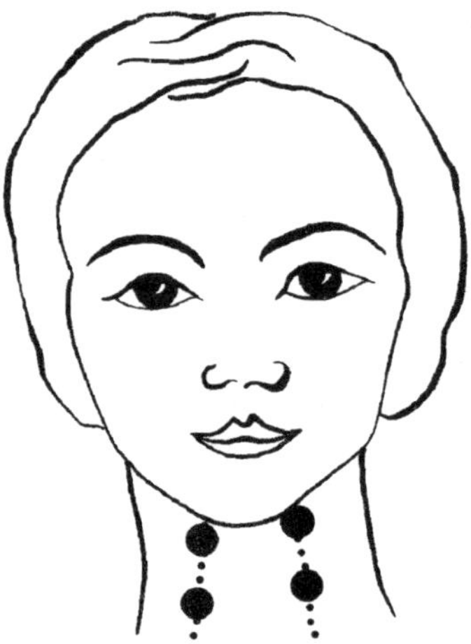

- Rubbeln Sie mit den Zeigefingern links und rechts des Adamsapfels von oben nach unten bis zum vorspringenden Knochen des Schlüsselbeins.

- Rubbeln Sie die druckempfindliche Vertiefung am Hinterkopf zwischen Schädelende und Nackenanfang.

- Rubbeln Sie aber auch die Magengrube oberhalb des Nabels.

- Schließlich reiben Sie die Innenseite der Ellenbogen

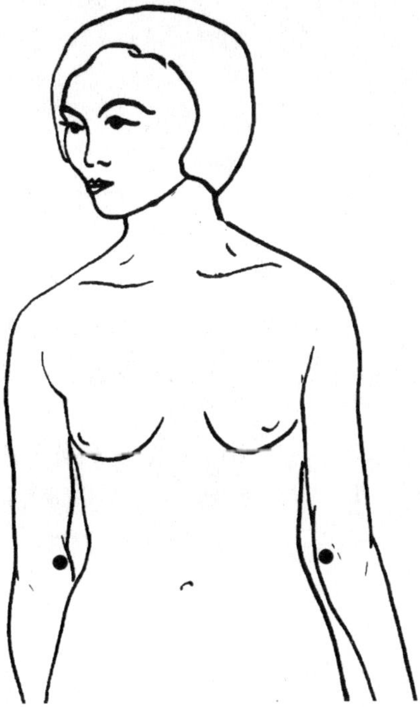

Zusätzliche unterstützende Therapie:

- Legen Sie die Ringe einer geschnittenen Zwiebel in einen Teller mit lauwarmem Wasser. Zugedeckt ein paar Stunden stehen lassen. Dann mit dem Wasser gurgeln und etwas davon trinken.

Allgemeine Verkrampfungen

Durch Ärger und Aufregungen im beruflichen sowie im privaten Bereich kommt es sehr oft in unserer Gesellschaft bei jungen und älteren Menschen zu allgemeinen Verkrampfungen, die körperlich und seelisch sind. Oft können weder Mediziner, noch Psychiater helfen. Die Akupressur ist hier eine ideale Methode, die eine Lösung bringen kann und befreiend sowie entkrampfend wirkt:

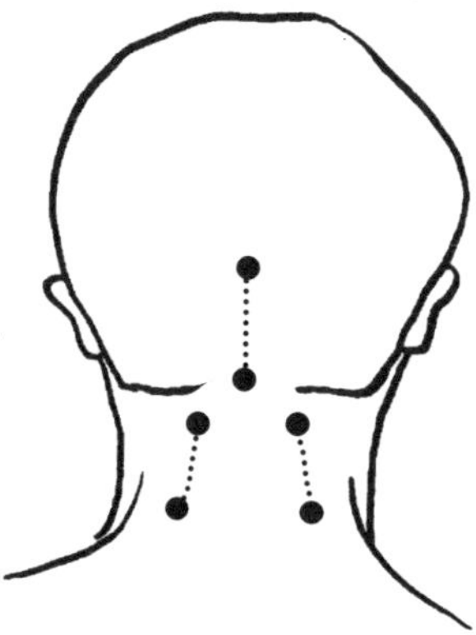

- Greifen Sie jeweils mit aneinander gelegtem Zeige- und Mittelfinger an die Schädelbasis und rubbeln Sie zuerst in der Vertiefung am Beginn des Nackens. Dann rubbeln Sie den Nacken abwärts bis zum Rückenansatz. Beugen Sie dabei am besten den Kopf etwas vor.

- Mit diesen Reibe-Übungen kann man nicht nur in Sekunden unangenehme Anspannungen wegbekommen. Man kann auch Stressschäden, Nervenkrisen und Herzinfarkt vorbeugen.

Schultergelenks-Rheuma

Wer unter Schultergelenks-Rheuma leidet, weiß, welche Schmerzen man mitunter ertragen muss. Erfreulich ist die Tatsache, dass man sich mit der Akupressur ausgezeichnet helfen, die Schmerzen lindern oder für einige Zeit wegzaubern kann:

- Rubbeln Sie mit dem Daumen der einen Hand die Stelle zwischen Ellenbogen und Hand des anderen Arms, und zwar an der Außenseite. Gleich danach rubbeln Sie die vorstehenden Knochen der Schulter und des Schlüsselbeins auf beiden Seiten. Anschließend reiben Sie sich die Mitte des äußeren Oberarms.

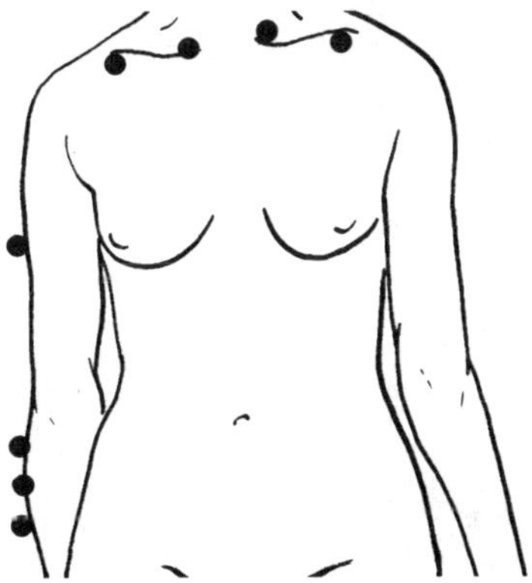

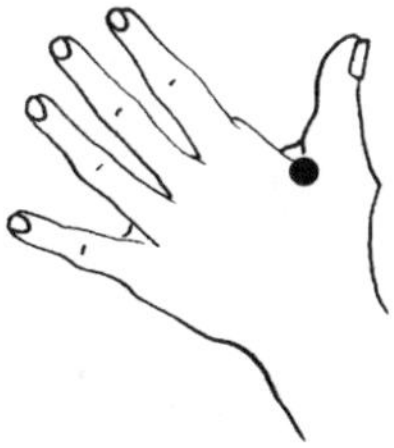

- Außerdem rubbeln Sie sich die Hautfläche unterhalb der Falte zwischen Daumen und Zeigefinger.

- Diese Rubbel-Übungen müssen lange Zeit durchgeführt werden und verlangen Geduld.

Nackenschmerzen

Wer seine Wirbelsäule beansprucht, wer unter Haltungsschäden leidet, schlechte Sitzmöbel benutzt und zu wenig Bewegung macht, der leidet oft unter lästigen Nackenschmerzen. Für ältere Menschen kann das zur Qual werden. Mit schmerzstillenden Medikamenten kann man Magen, Nieren und Leber auf längere Sicht schwer schädigen. Setzen Sie die Akupressur ein:

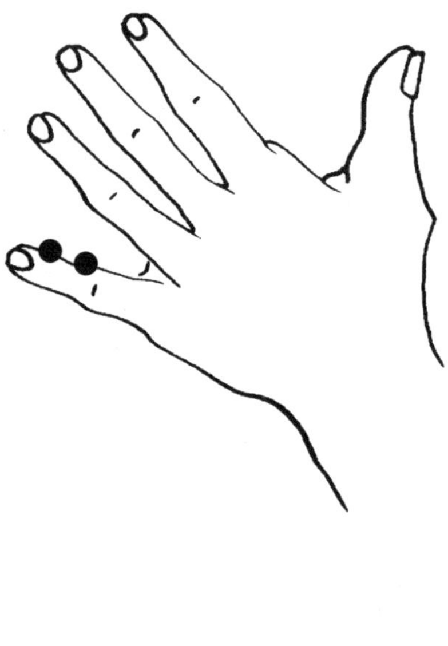

- Rubbeln Sie mit dem Daumen der einen Hand die Innenseite des kleinen Fingers der anderen Hand.

- Rubbeln Sie den Oberarm knapp über dem Ellenbogen. Dann lassen Sie sich von jemand die Schultern bis zum Nacken reiben.

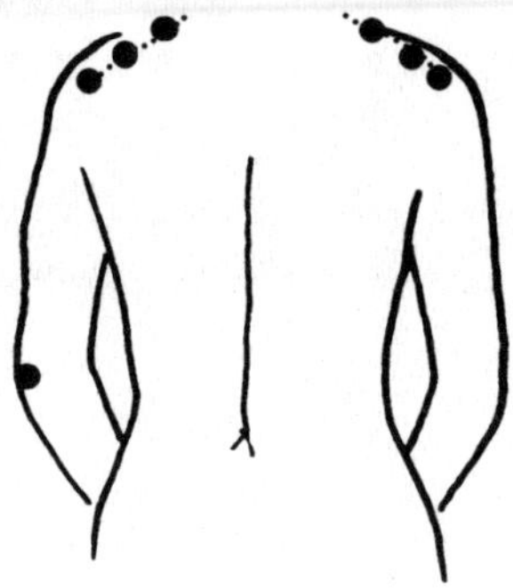

- Schließlich rubbeln Sie die Übergangsstellen vom Oberarm zum Schlüsselbein. Und zusätzlich reiben Sie die Außenseite der Unterarme.

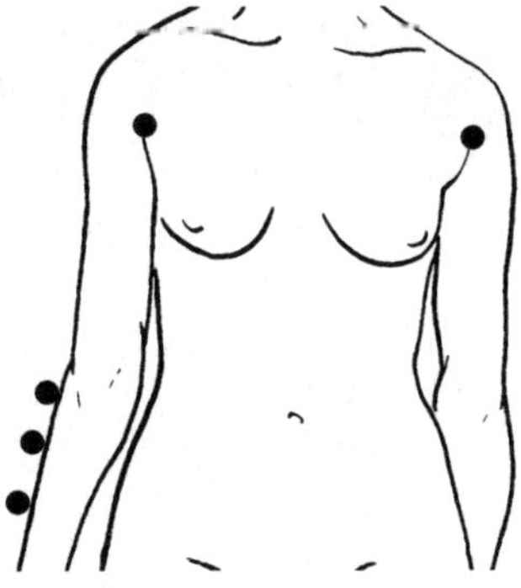

Sodbrennen

Durch einen Überschuss an Magensäure und durch einseitige, vor allem auch zu süße Ernährung kommt es zum sogenannten Sodbrennen, das sehr unangenehm sein kann. Ehe Sie zu Tabletten oder Speisesoda greifen, sollten Sie es mit der Akupressur versuchen:

- Rubbeln Sie fest den Knochen Ihres Brustbeines und gleich anschließend das Schlüsselbein.

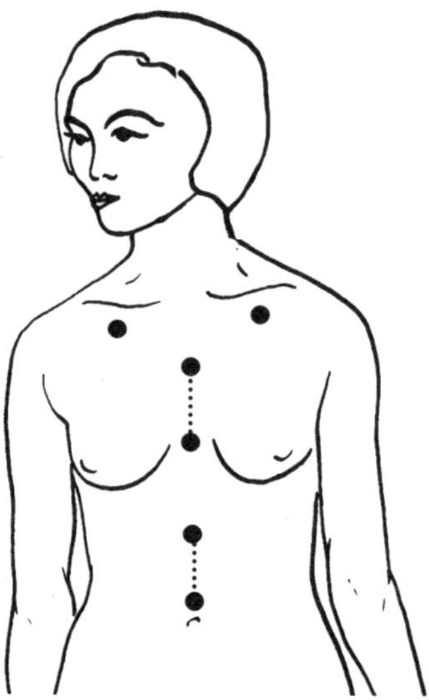

- Schließlich setzen Sie einen oder beide Zeigefinger am Nabel an und rubbeln nun in einer Linie über die Magengrube bis zur Brust.

Sehr zu empfehlen sind diese Massagen vor einem üppigen Essen, damit Sie erst gar kein Sodbrennen bekommen.

Halsentzündung

Das erste Anzeichen einer Erkältungskrankheit sind meist unangenehme Halsschmerzen, die von einer Halsentzündung resultieren. Wer die Halsbeschwerden rasch in den Griff bekommt, kann oft eine längere, lästige Erkältungskrankheit abwehren. Wichtig ist, dass sofort die körpereigenen Abwehrkräfte gestärkt werden. Ehe man ohne ärztliche Anweisung zu Medikamenten greift, sollte man es mit Naturkräften versuchen. Und da eignet sich wieder wunderbar die Akupressur:

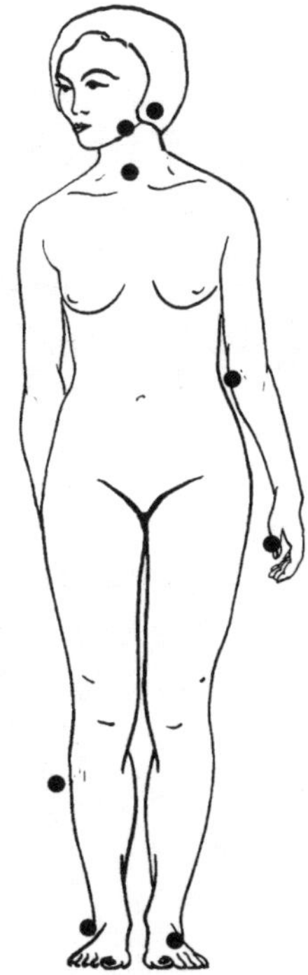

- Rubbeln Sie das Kiefergelenk und den Hals unterhalb des Ohrläppchens.

- Dann reiben Sie sich genau mit dem Zeigefinger die Vertiefung am Ende der Kehle oder dem Schlüsselbein.

- Als nächstes rubbeln sie das «närrische» Bein am Ellenbogen.

- Dann massieren Sie den Daumen unterhalb des Daumennagels.

- Zuletzt rubbeln Sie die äußere Wadenseite des Unterschenkels, die äußeren Knöchel und die Fußriste.

Kehlkopfentzündung

Im Zuge einer Erkältung ist gerade in unserer umweltverschmutzten Zeit die Gefahr für eine Kehlkopfentzündung - vor allem beim Umgang mit chemischen Substanzen - sehr groß. Das Leiden gehört selbstverständlich unbedingt in die Hand eines Arztes. Allerdings kann man mit der Akupressur unterstützend mithelfen, dass es schneller zu einer Ausheilung kommt:

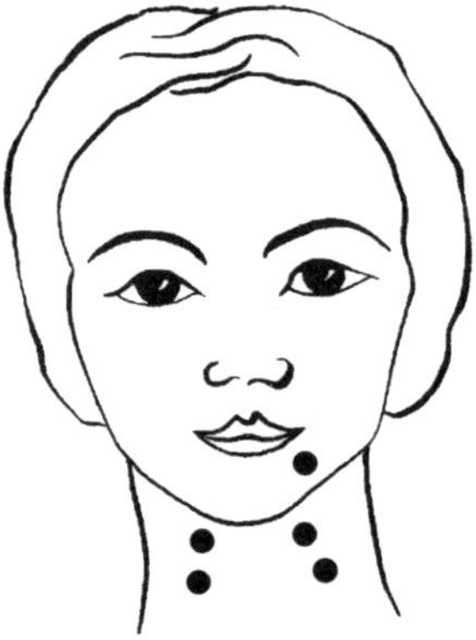

- Rubbeln Sie Ihre Mundwinkel, rubbeln Sie die Hautpartie über dem Adamsapfel und reiben Sie die Vertiefung unter der Kehle.

- Danach rubbeln Sie die Achselhöhlen und die gesamte Kuppe Ihrer Zeigefinger.

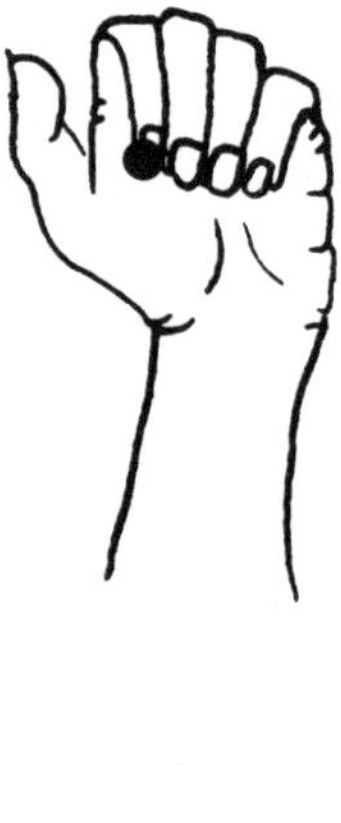

- Schließlich lassen Sie sich die Wirbelsäule reiben: zuerst ganz oben beim ersten Brustwirbel, dann ganz unten über dem zweiten Lendenwirbel.

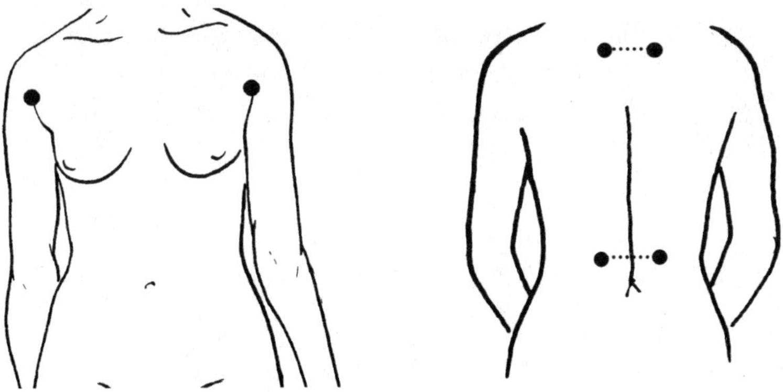

Zusätzliche unterstützende Therapie:

- Machen Sie sich mehrmals am Tag mit einem Brei aus Bockshornkleesamenpulver mit Wasser einen Umschlag um den Hals.
- Gurgeln Sie jede Stunde mit Salbeitee.

Rachenkatarrh

Wenn Sie in der kalten Jahreszeit an einem Rachenkatarrh leiden, sollten Sie nichts unversucht lassen, das Leiden schnellstens zu bekämpfen. Es gibt ein paar wirksame Rubbel-Übungen:

- Rubbeln Sie die Hautfläche hiner dem Ohr und gleich danach am Ende der Schädeldecke, genau in der Vertiefung vor dem Beginn des Nackens. Dann lassen Sie sich von jemand kräftig die Schultern massieren.

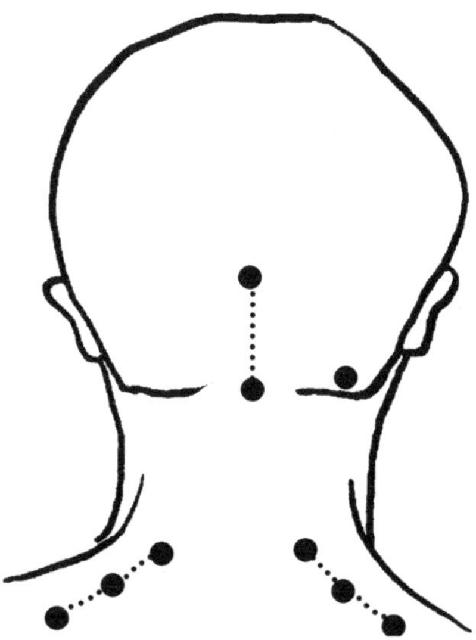

- Weiter lassen Sie sich den Rücken links und rechts beim achten Brustwirbel rubbeln.

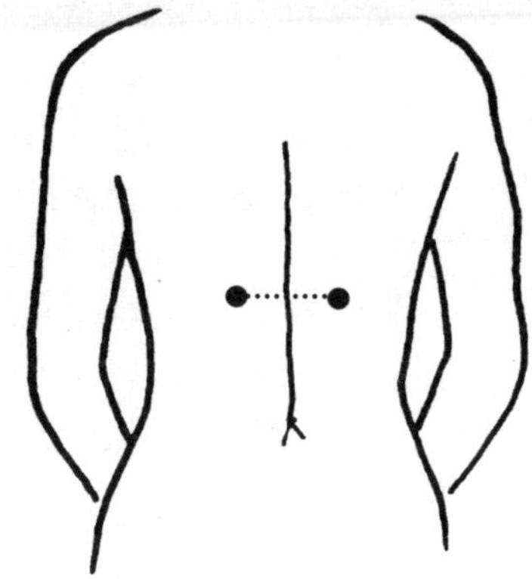

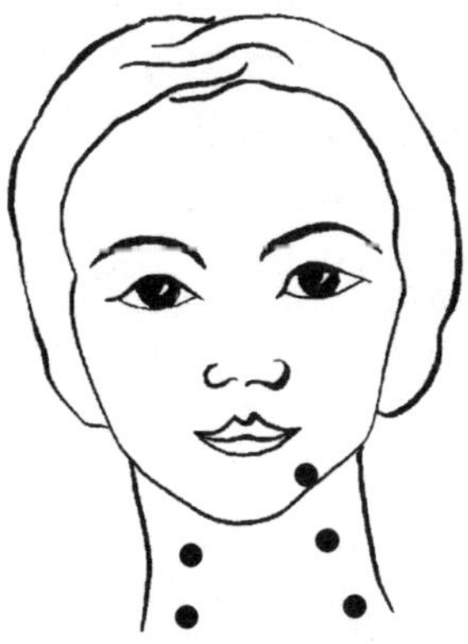

- Schließlich reiben Sie sich mit dem Zeigefinger am Unterkiefer und an beiden Seiten des Halses.

- Weitere Rubbel-Übungen gegen Rachenkatarrh: Reiben Sie das obere Drittel des äußeren Unterarmes und die Mitte des inneren Unterarms sowie das äußere und innere Handgelenk.

Bluthochdruck

Ganz besonders verbreitet ist das Leiden des zu hohen Blutdrucks in unseren Breiten. Schuld daran sind arteriosklerotische Veränderungen in den Gefäßen, ungesunde Ernährung, Aufregungen, Stress und andere, massive Alarmzeichen für Herzinfarkt und Schlaganfall. Hoher Blutdruck gehört vom Arzt kontrolliert und behandelt. Dennoch sollte man anstelle von zu starken Medikamenten vorerst versuchen, mit natürlichen Mitteln zu helfen. Die Akupressur kann den zu hohen Blutdruck positiv beeinflussen:

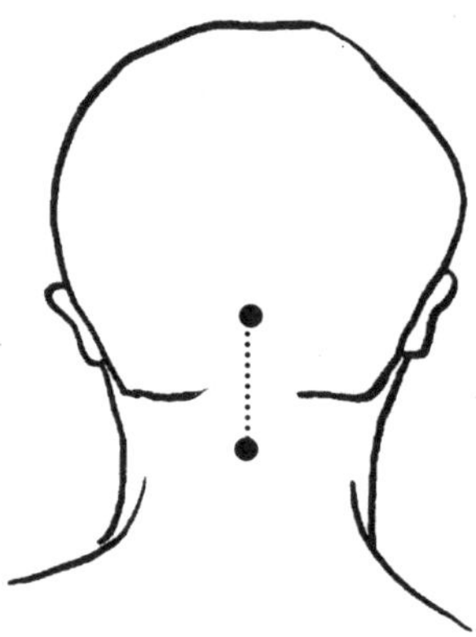

- Rubbeln Sie mit dem Zeigefinger wieder die Vertiefung zwischen Ende des Schädels und Beginn des Nackens.

- Danach lassen Sie sich die Rückenmitte reiben, und zwar links und rechts an der elften Rippe.

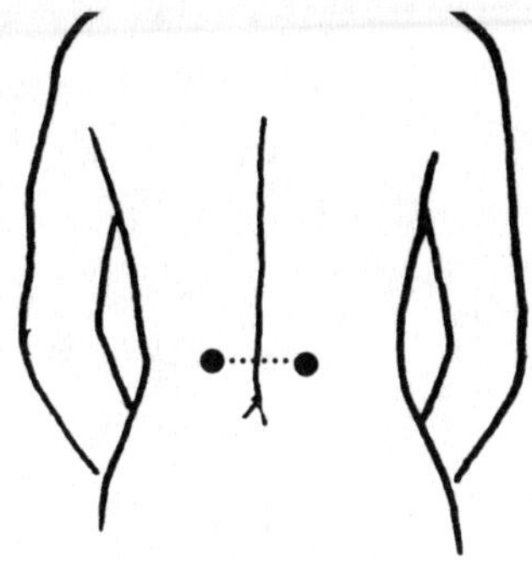

- Zusätzlich ziehen Sie kräftig mit Daumen und Zeigefinger die Spitze des Mittelfingers der anderen Hand und rubbeln Sie diese kräftig. Ziehen Sie dabei daran.

- Rubbeln Sie den ganzen Hals und machen Sie dabei tiefe Atemübungen.

- Außerdem rubbeln Sie sich fest in den Seiten und dann im Hautbezirk unterhalb des Nabels.

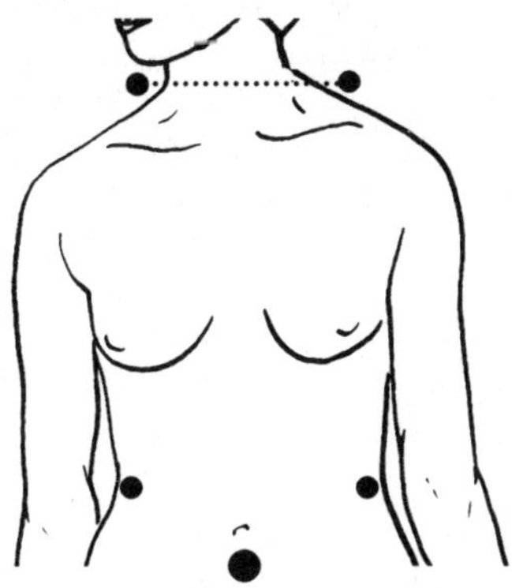

Blutniederdruck

Wenn Sie unter zu niedrigem Blutdruck leiden und zeitweise schwere Probleme mit Ihrem Kreislauf haben, dann sollten Sie unbedingt auch die Akupressur zu Hilfe nehmen, um den Blutdruck wieder zu normalisieren:

- Rubbeln Sie beide Seiten Ihres Halses links und rechts des Adamsapfels.

- Rubbeln Sie danach die bekannte Vertiefung in der Nackenmitte am Ende des Schädels. Dann gehen Sie mit beiden Zeigefingern von dort nach oben und rubbeln die Mittellinie der Schädeldecke bis vornehin zur Stirne.

- Zusätzlich reiben Sie intensiv die Ansätze der Achselhöhlen.

Sie müssen viel Geduld haben. Es dauert mitunter Monate, bis Sie einen Erfolg sehen.

Schilddrüsen-Störungen

Es gibt Menschen, die unter einer Überfunktion, andere, die unter einer Unterfunktion ihrer Schilddrüse leiden. In beiden Fällen können dieselben Rubbel-Übungen unterstützend zur ärztlichen Behandlung helfen:

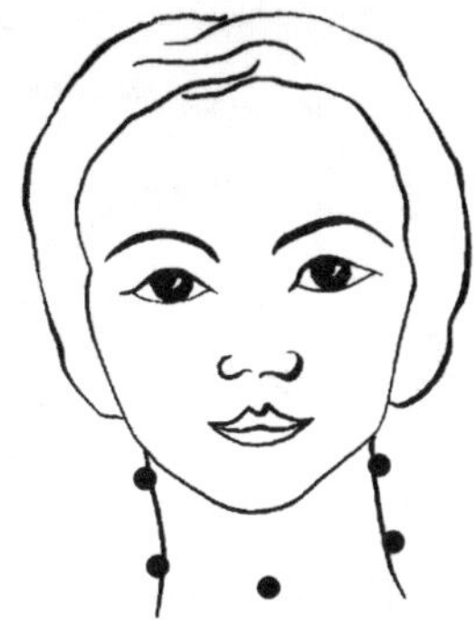

- Rubbeln Sie beide Seiten des Halses und reiben Sie dann fest die Vertiefung unterhalb des Adamsapfels.

- Danach reiben Sie den Schädelknochen hinter den Ohren und rubbeln intensiv die Wirbelsäule vom zweiten bis zum siebenten Halswirbel

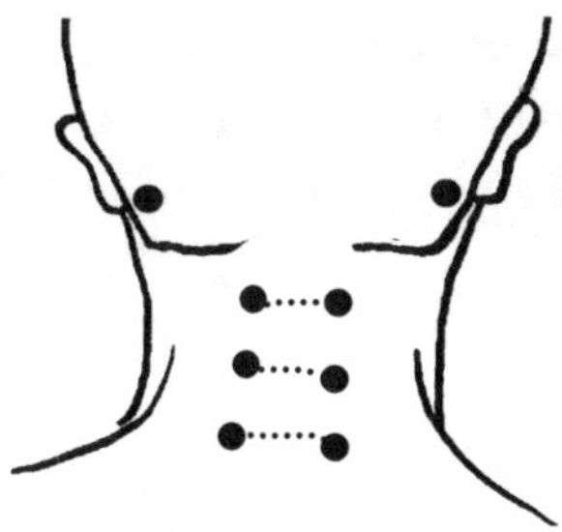

- Reiben Sie ebenfalls die Bauchdecke unter dem Nabel.

Zusätzliche unterstützende Therapie:

- Bei Schilddrüsen-Unterfunktion sollten Sie Kresse essen und einige Zeit jeden Morgen einen Viertelliter Mineralwasser mit 1 Teelöffel Apfelessig zum Frühstück trinken.
- Bei Schilddrüsen-Überfunktion meiden Sie Fleischgerichte, bevorzugen Sie Vollwertkost, Kartoffeln, Rohkost.

Gleichgewichtsstörungen

Junge Menschen in der Pubertät, Frauen und Männer im mittleren Alter, die sich zuviel zumuten und Kreislaufprobleme haben, aber auch ältere Menschen leiden sehr oft an Gleichgewichtsstörungen. Die Akupressur wartet dagegen mit praktischen, faszinierenden Griffen auf:

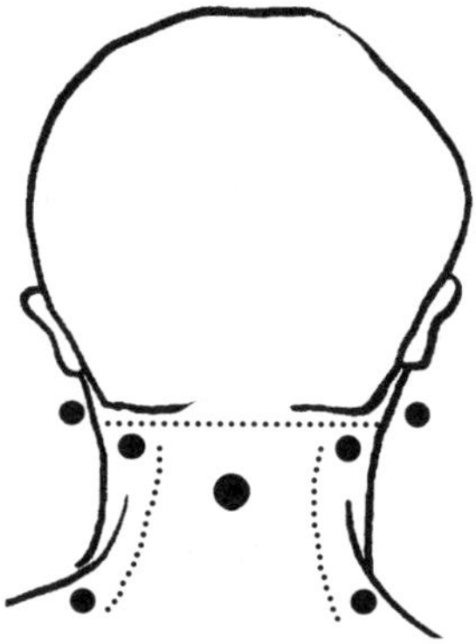

- Rubbeln Sie mit allen Fingerkuppen beider Hände den ganzen Nacken von einem Ohr zum anderen und von der Schulter bis zum Schädelansatz. Und dann reiben Sie sich am siebenten Rückenwirbel.

- Weitere Rubbel-Zonen liegen unterhalb der Kehle in der Vertiefung über dem Schlüsselbein und an den vorspringenden Knochen des Schlüsselbeins.

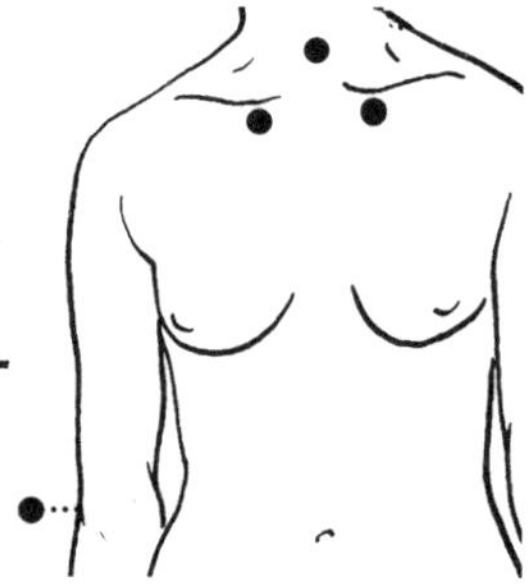

- Reiben Sie sich auch am unteren Drittel des Unterarms, am äußeren Ellenbogen und zwischen Daumen und Zeigefinger.

Zusätzliche unterstützende Therapie:
- Jeden Morgen Wassertreten in der Bade- oder Duschwanne.

Muskelverspannungen...

... an Nacken und Schultern.

Durch Sport und Arbeit kommt es sehr oft zu Verspannungen der Muskel im Bereich von Nacken und Schultern. Wenn man nicht sofort etwas dagegen tut, wird man oft tagelang von unangenehmen Schmerzen geplagt. Die Akupressur hilft hier exzellent:

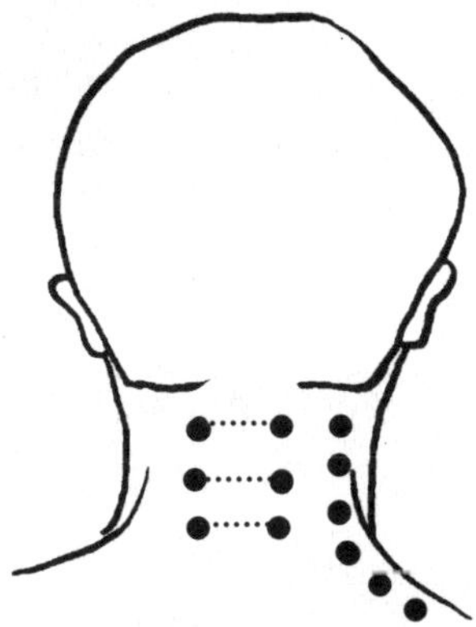

- Lassen Sie sich die Schultern kräftig rubbeln, am besten mit allen Fingerkuppen beider Hände.
- Dann rubbeln Sie gezielt mit Daumen und Zeigefinger links und rechts der Wirbelsäule einen fühlbaren Muskelstrang, der in den meisten Fällen erhärtet ist .

- Ungewöhnlich, aber erfolgreich, ist auch das Rubbeln der Fußsohlen, und zwar muss das möglichst stark geschehen. Danach reiben Sie die Zehenwurzeln an beiden Füßen - Meist ebbt die Verspannung schon nach einigen Rubbel-Massagen ab.

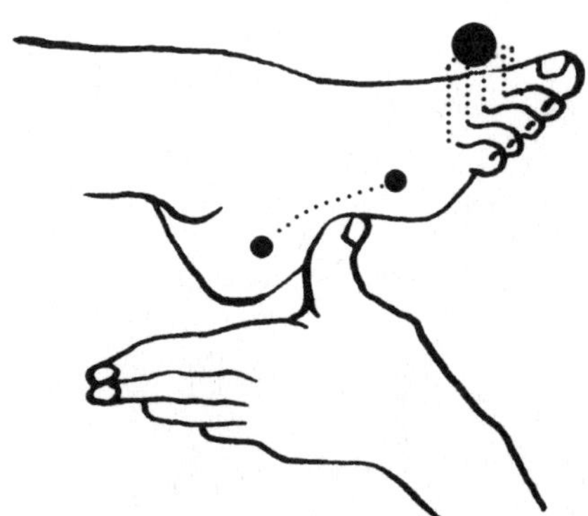

Altersflecken am Hals

Wenn Frauen älter werden, dann sieht man ihnen sehr oft an der Haut des Halses die Jahre an. Sehr oft treten sogenannte Altersflecken auf, die viele Frauen als besonders hässlich empfinden. Meist nützen weder Cremes noch Salben. Oftmals aber erzielt man erstaunliche Erfolge mit der Akupressur:

- Rubbeln Sie rund um den ganzen Hals, und zwar jeweils von unten nach oben.

- Reiben Sie sich aber auch an den Kieferknochen

- Sie müssen es immer wieder versuchen und viel Geduld haben.

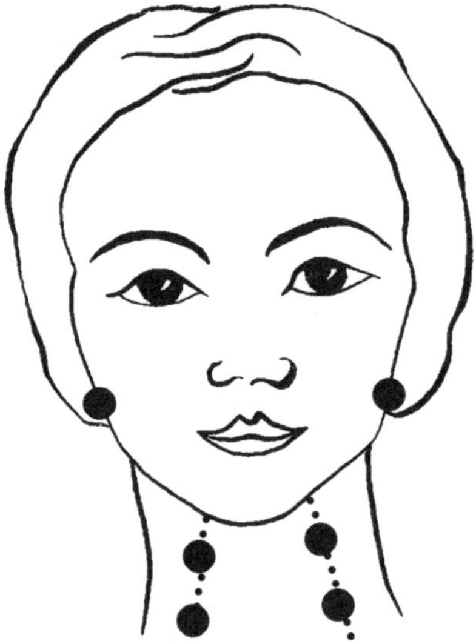

Vorbeugend kann die Akupressur ab dem 35. Lebensjahr mithelfen, dass Sie die Altersflecken erst im hohen Alter oder gar nicht bekommen.

Falten am Hals

Ebenso wie die Altersflecken sind vor allem von Frauen die Falten gefürchtet, die sich auf dem Hals bilden und jede Frau älter aussehen lassen. Auch hier sollte man sich nicht allein auf die kosmetische Behandlung mit Präparaten verlassen, sondern es mit der Akupressur versuchen:

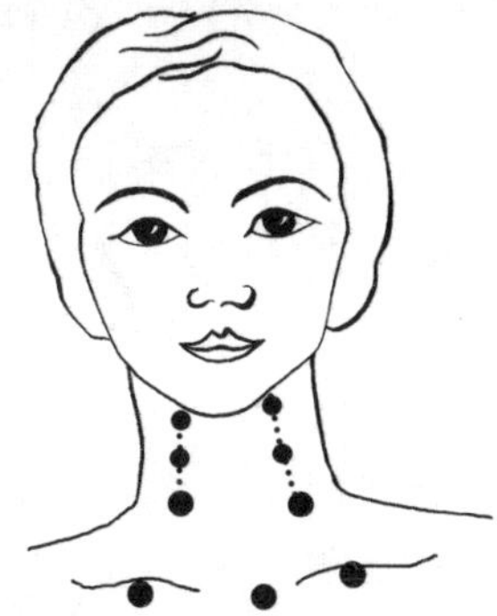

- Rubbeln Sie Ihren Hals vom Kinn nach unten bis zum Schlüsselbein. Dann rubbeln Sie direkt die vorspringenden Schlüsselbeinknochen und die Vertiefung dazwischen.

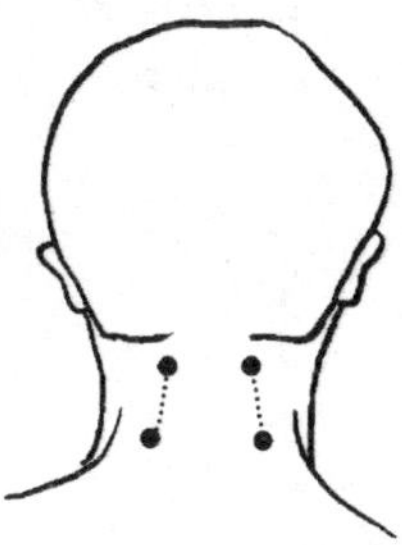

- Anschließend rubbeln Sie Ihre Nackenmuskeln bis zu den Schultern von oben nach unten.

- Zusätzlich reiben Sie mit den Zeigefingerkuppen vom Kinn in einem Zug bis zum Brustansatz herunter.

- Sie müssen diese Übungen oft und immer wieder durchführen, wenn Sie Erfolg haben wollen.

Frauen ab 30 sollten diese Rubbel-Griffe anwenden, um der Faltenbildung vorzubeugen oder sie zumindest abzubremsen..

Schultergelenks-Schmerzen

Egal, ob es sich nun um eine Entzündung handelt oder ob Ihre Schultergelenke überanstrengt wurden: Sie müssen sofort etwas gegen die Schulterschmerzen tun. Und ehe Sie schwere Medikamente oder schmerzstillende Tabletten schlucken, sollten Sie sich der Natur anvertrauen. Die Akupressur hat auch in diesem Fall Lösungen parat:

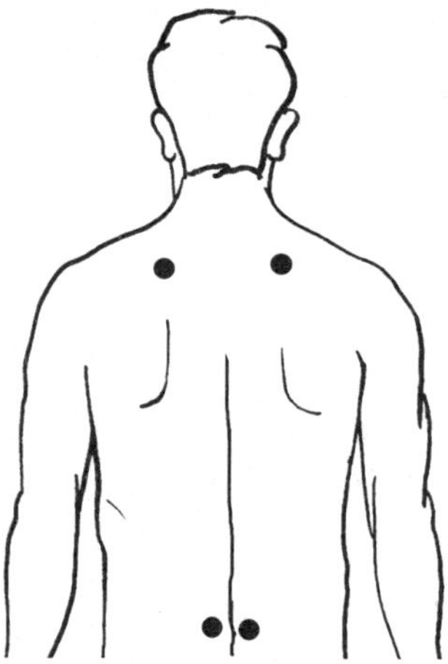

- Rubbeln Sie mit dem Zeigefinger direkt an den schmerzenden Stellen auf der Schulter.

- Zusätzlich lassen Sie sich von jemand mit den Daumenkuppen massiv in Gürtelhöhe die Wirbelsäule reiben.

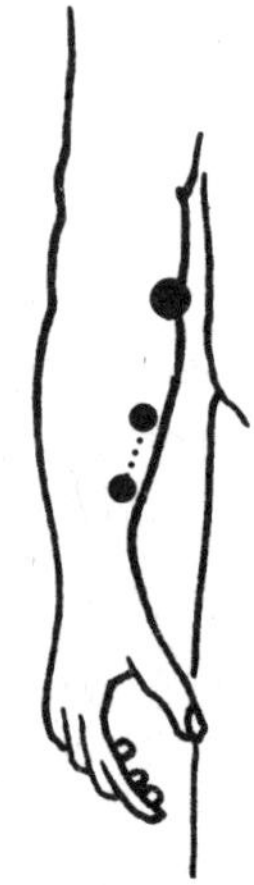

- Außerdem rubbeln Sie sich mit dem Daumen der einen Hand die innere Ellenbogenbeuge der anderen Hand und auch den inneren Unterarm der anderen Hand

V. Die Akupressur für Brust, Rücken und Bauch

Wie man das Gesundreiben am ganzen Oberkörper erlernt.

Die Akupressur auf der Brust

Auf der Brustfläche des Menschen befinden sich einige sehr bedeutende Rubbel-Zonen, die mit unseren wichtigsten Körperorganen in direkter Verbindung stehen: zum Beispiel mit der Lunge oder mit dem Herzen.

Eine sehr wichtige Rubbel-Zone liegt genau am Ende der untersten Rippe. Wer dort morgens rubbelt, bringt seine Leber in Schwung und gibt sich Kraft für den Tag. Wenn Sie sich unterhalb des Schlüsselbeins in Schulterhöhe rechts außen und links außen rubbeln, dann beeinflussen Sie positiv die Arbeit der Lunge. Das Herz wird routinemäßig aktiviert, wenn Sie am untersten Ende des Brustbeins den Beginn des Bauches rubbeln.

Die Akupressur am Rücken

Vom Rücken weg, der ja durch unsere tägliche Arbeit immer sehr strapaziert wird, gehen viele Impulse von bestimmten Rubbel-Zonen zu inneren Organen. Der Schulter- und Nackenbereich beeinflusst die Verdauung und den

Dickdarm im Speziellen. Vom Lendenteil des Rückens kann man auf Leber, Galle und Blase einwirken.

Das Rubbeln des Rückens kann nach Übermüdung oder nach einer Nacht mit schlechtem Schlaf sehr zur allgemeinen Aktivierung beitragen. Machen Sie einmal selbst den Vital-Rubbel-Test am Rücken:

- Wenn Sie recht müde sind und Rückenschmerzen haben, dann legen Sie sich auf den Rücken, und zwar auf eine möglichst harte Unterlage, beispielsweise auf den Fußboden.

- Machen Sie mit jeder Hand eine Faust und und drücken Sie sich die Fingerknöchel beider Fäuste links und rechts der Lendenwirbel gegen den Rücken, so dass Sie auf den Fäusten liegen.

- Und nun rubbeln Sie auf der Hautoberfläche hin und her. Sie können sich auch auf einen Sessel setzen und die Knöchel frei am Rücken reiben.

- Sie werden sich binnen weniger Minuten frischer und wohler fühlen.

Gerade im Bereich des Rückens allerdings kann man sich sehr oft nicht selbst helfen und ist auf die Rubbel-Hilfe anderer angewiesen, weil man mit den eigenen Händen an gewisse Rubbel-Zonen nicht herankommt. Wer auch immer Ihnen dabei hilft: Er muss saubere Hände, kurze Fingernägel und ein Gefühl fürs Rubbeln haben. Wenn Sie niemand haben, der Sie am Rücken rubbeln könnte, dann gibt es den Rubbel-Ball-Trick:

- Besorgen sie sich einen Tennisball oder einen Golfball.

- Legen Sie sich wieder auf eine harte Unterlage und schieben Sie nun den Ball genau an die Stelle am Rücken, die gerubbelt werden muss.

- Wenn Sie sich jetzt leicht nach oben und unten und rechts oder links bewegen, entsteht ein Rubbeleffekt.

Die Akupressur am Bauch

Gerade auf dem Bauch muss das Rubbeln besonders überlegt und gefühlvoll durchgeführt werden, denn hier befinden sich sehr empfindliche Rubbel-Zonen.

Fast jede Reibebewegung am Bauch sendet Impulse auf Lunge, Herz, Leber, Magen, Milz, Galle, Bauchspeicheldrüse und Gedärme aus. Daher gelten für den Bauch ein paar spezielle Rubbel-Regeln:

- Rubbeln Sie vor jeder Therapie am Bauch kurz die Beine, vor allem die Waden und die Fußfesseln. Das bringt die notwendige Muskelentspannung unterhalb des Bauches.

- Rubbeln Sie den Bauch niemals unmittelbar nach einer Mahlzeit. Zwischen dem Rubbeln und dem Essen sollte zumindest eine Stunde Pause liegen.

- Wenn für das Rubbeln am Bauch eine bestimmte Rubbel-Richtung angegeben ist, dann halten Sie sich strikt daran.

Außerdem sollte man wissen:

- Der Hautbereich unterhalb des Nabels beeinflusst Blutdruck, Herz und die allgemeine Ruhe.

- Der Nabel selbst ist die Rubbel-Zone für die Verdauung, für den Dick- und den Dünndarm.

- Zusätzlich können Sie durch Nabel-Rubbeln Ihr Wohlbefinden verbessern. Probieren Sie es einmal: Wenn Sie sich matt und abgekämpft fühlen, dann legen Sie die Handfläche der rechten Hand auf den Bauch über den Nabel und beginnen Sie langsam in kreisenden Bewegungen zu rubbeln.

Brustschmerzen

Frauen wie Männer leiden zeitweise an plötzlich aufkommenden Brustschmerzen. Das kann die Folge von Wettereinflüssen und von Wirbelsäulenbeschwerden, aber auch die erste Alarmstufe für andere größere Leiden sein. Halten die Schmerzen länger an, dann muss man zum Arzt. Als erste Abwehrreaktion aber eignet sich ideal die Akupressur:

- Rubbeln Sie mit dem Zeigefinger die Frontseite des Halses bis unterhalb des Adamsapfels.

- Reiben Sie aber auch den Hals entlang der Halsschlagadern bis zum Schlüsslbein.

- Zusätzlich reiben Sie die Vorderseite der Achselhöhlen.

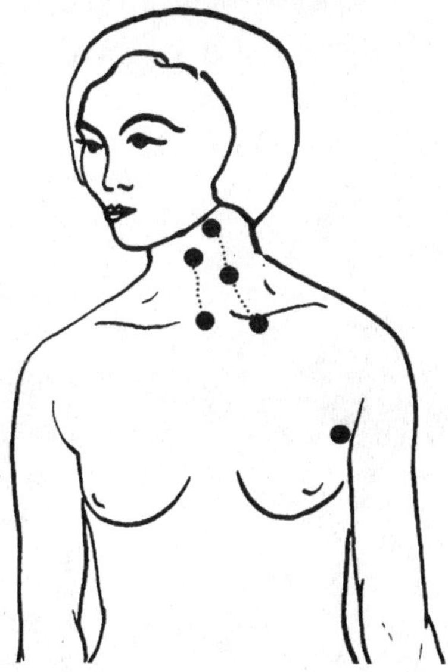

Zu kleine Brust

Viele Mädchen und Frauen leiden darunter, dass sie eine kleine Brust haben und wünschen sich sehnlichst eine größere. Viele sind bereit, dafür Einiges zu investieren: Sie lassen sich operieren und kaufen sich eine «Wundersalbe» nach der anderen und schrecken sogar vor gezielten Hormonbehandlungen nicht zurück. Dabei muss einer Frau eines ganz klar sein: Die Brust, die sie von Natur aus mitbekommen hat, kann nicht größer werden. Man kann höchstens dazu beitragen, dass das Gewebe straffer wird und dadurch der Eindruck einer größeren Brust entsteht. Und da kann die Akupressur helfen:

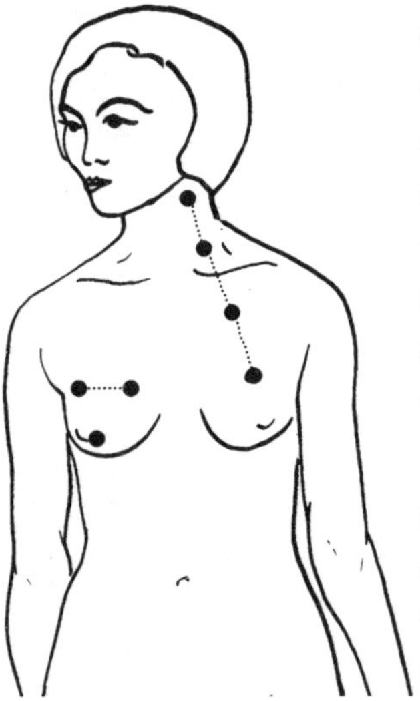

- Legen Sie am besten gleich am Morgen Ihre Handflächen auf die Brustoberseite und rubbeln Sie in kreisenden Bewegungen. Reiben Sie zügig vom Schlüsselbein bis zur äußeren Brustunterseite.

- Danach rubbeln Sie dieselbe Fläche mit den einzelnen Fingerkuppen.

- Reiben Sie ganz sanft die Brustwarzen mit Daumen und Zeigefinger. Ziehen Sie dabei etwas an den Brustwarzen.

- Dann rubbeln Sie vom Kiefergelenk

entlang der Halsschlagader bis zum Ansatz der Brust herunter.

- Schließlich reiben Sie mit dem Zeigefinger die Vertiefung an der Schädelbasis am Beginn des Nackens und lassen sich von jemand außerdem den Rücken zwischen den Schulterblättern rubbeln.

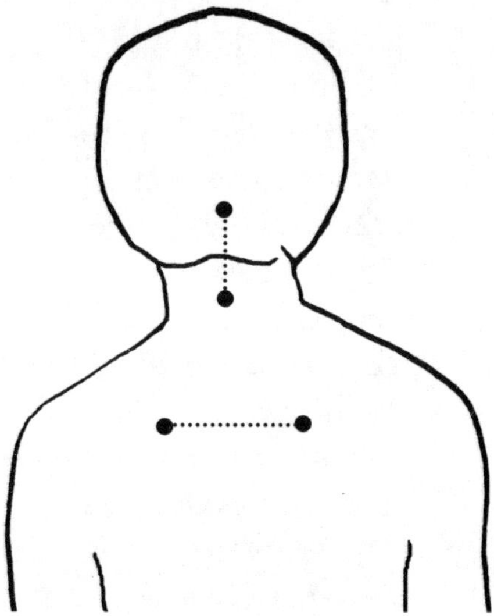

Sie müssen für einen Erfolg dieser Übungen sehr viel Geduld haben.

Bronchitis

Wenn es draußen nebelig und feucht wird, dann leiden viele von uns an Bronchitis. Je früher man dagegen etwas tut, desto weniger Probleme macht das Leiden. Dabei sollte man unbedingt auch die Wirkung der Akupressur einsetzen:

- Rubbeln Sie die Vertiefung am Beginn der Kehle über dem Schlüsselbein.
- Dann rubbeln Sie die ganze Schulter, vor allem die Brustvorderseite.
- Anschließend reiben Sie die Innenseite des Ellenbogens und das innere Handgelenk unterhalb der Daumenwurzel.
- Zusätzlich rubbeln Sie den Oberbauch unterhalb des letzten Rippenbogens.
- Außerdem lassen Sie sich von jemand den Rücken genau zwischen den beiden Schulterblättern auf der Wirbelsäule rubbeln.

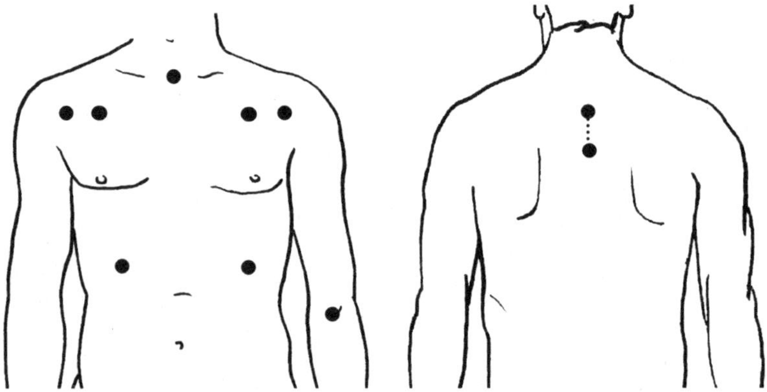

Bronchial-Asthma

Wer unter Bronchial-Asthma mit Atemnot leidet - vielleicht sogar als Folge einer Allergie - der muss unbedingt vom Arzt behandelt werden. Viele aber haben sich in Situationen von schlimmster Atemnot mit der Akupressur helfen können. Hier die wichtigsten Rubbel-Übungen:

- Die Haupt-Rubbelzone befindet sich direkt auf dem Schlüsselbein und entlang des Brustbeines nach unten .

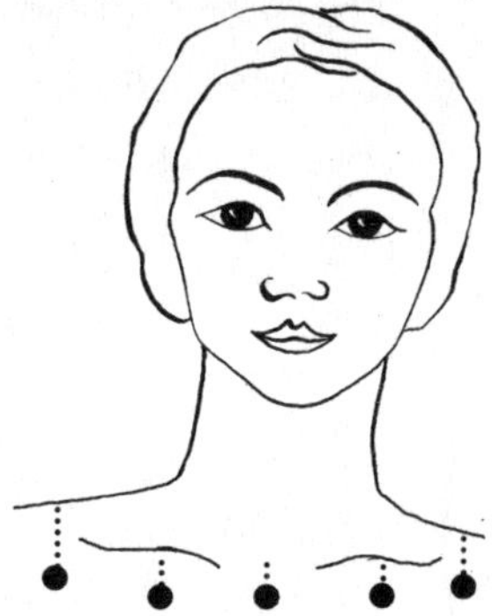

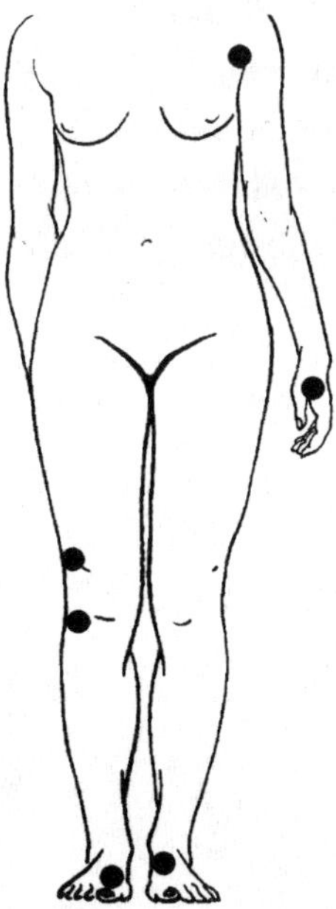

- Außerdem rubbeln Sie die Knieflächen und die Hautfläche unmittelbar darunter. Danach die Vorderseite der Achselhöhlen, die Wurzel der großen Zehen und die Hautfalte zwischen Daumen und Zeigefinge.

Herzschmerzen

Im Falle eines schweren Herzleidens oder ernsthaften Herzproblems müssen Sie sich voll und ganz an die Anweisungen des Arztes halten. Doch es gibt im Leben sehr oft die beunruhigenden, lästigen Herzbeschwerden und Herzschmerzen, die sofort wieder vergehen, wenn man auf der Stelle etwas dagegen unternimmt. Man sollte zuerst die Kräfte der Natur nutzen. Die Akupressur leistet hier wertvolle Dienste:

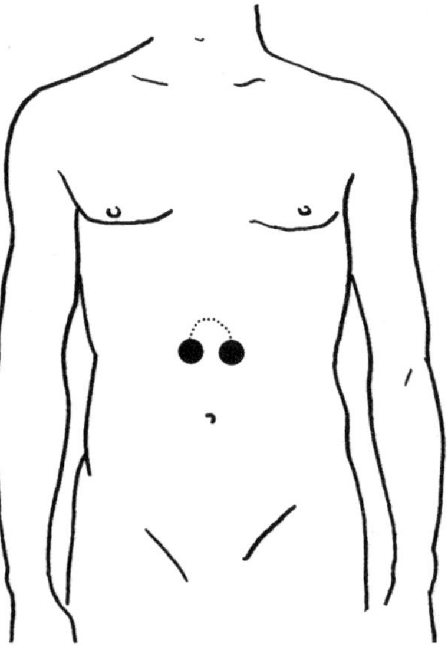

- Rubbeln Sie mit Daumen und Zeigefinger die Magengrube, genau die weiche Stelle unterhalb des Brustbein-Endes. Sie müssen zart rubbeln und beim geringsten unangenehmen Druckgefühl aufhören.

- Danach rubbeln Sie mit dem Zeigefinger die Innenseite Ihres linken Armes vom Ellenbogen bis in die Achselhöhle

- Zusätzlich lassen Sie sich von jemand mit dem Zeigefinger den Nacken und dann die Wirbelsäule von der Hüfte nach oben bis zum Hals reiben. Anschließend rubbeln Sie die Hautfläche unterhalb des rechten Schulterblattes.

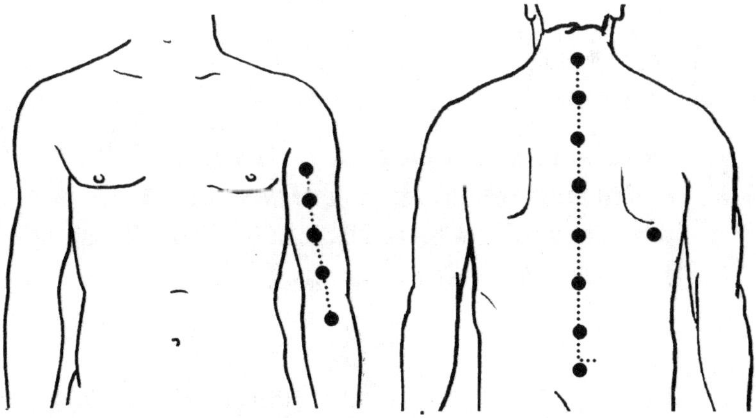

- Sie müssen die Übungen lange Zeit anwenden, wenn Sie Ihr Herz positiv beeinflussen wollen.
- Die Akupressur ist auch ein ideales Vorbeugungsmittel zur Kräftigung des gesunden Herzens.

Angina pectoris

Wer an Angina pectoris leidet, der hat Angst vor den quälenden Schmerzen in der Herzgegend. Hier kann und soll nur der Arzt therapeutisch entscheiden. Dennoch ist die Akupressur eine wertvolle unterstützende Maßnahme, um die Stuation zu verbessern:

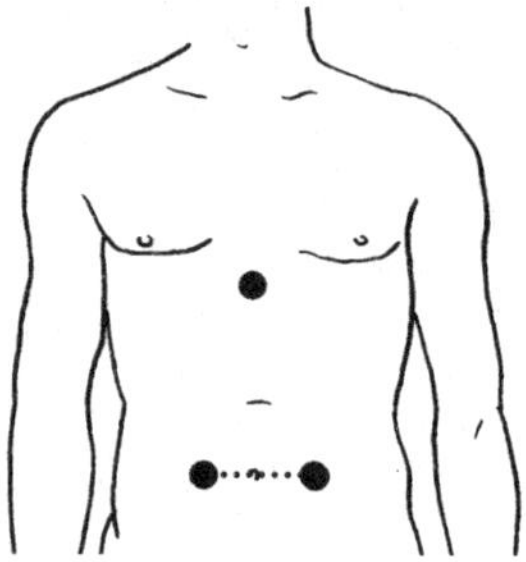

- Rubbeln Sie das untere Ende des Brustbeins und die Hautflächen links und rechts vom Nabel.

- Reiben Sie massiv die gesamte Fläche der Fußsohle und rubbeln Sie zusätzlich den Fuß oberhalb des vierten Mittelfußknochens. Zusätzlich reiben Sie sich Ihre Stirne von der Nasenwurzel nach oben.

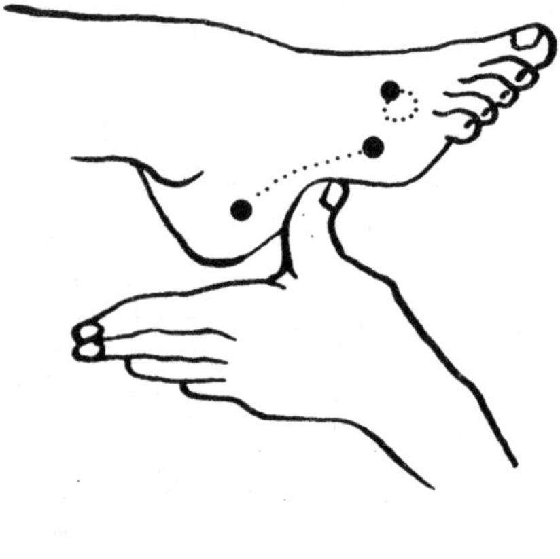

Zusätzliche unterstützende Therapie:

- Führen Sie jeden Abend Wechselfußbäder durch, die immer kalt enden müssen.
- Schlafen Sie nachts auf einem Kräuterkissen.

Schwaches Herz

Der Laie spricht von einem schwachen Herzen, wenn die Arbeit dieses Organs langsam und träge wird. In der Medizin spricht man von Bradykardie. Patienten, die darunter leiden, werden mitunter ohnmächtig oder leiden an Schwindelanfällen. Der Arzt verschreibt genau dosierte Medikamente. Die Akupressur kann da eine sinnvolle Unterstützung aus der Natur sein:

- Lassen Sie sich von jemand den Rücken rubbeln, und zwar links und rechts vom dritten und vom zwölften Brustwirbel. Wenn Sie die Wirbel nicht greifen können, dann lassen Sie sich am besten den ganzen Rücken links und rechts der Wirbelsäule reiben.
- Selbst rubbeln Sie mit den Zeigefingern, den Mittelfingern und den Daumen die Hautflächen links und rechts des Nabels.

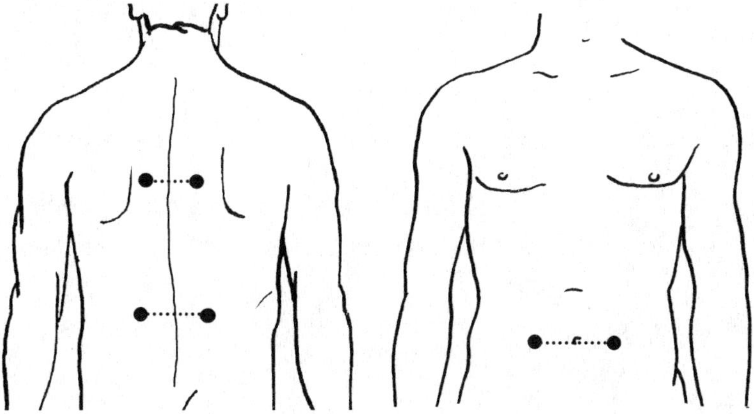

Herzjagen

Viele Menschen leiden unter zeitweisem Herzjagen. Das heißt: Sie spüren ganz deutlich, dass das Herz schneller als sonst schlägt. Folgeerscheinungen sind Angstzustände, Unruhe, ein Druck in der Herzgegend, übermäßiges Schwitzen, schneller Puls, schlechter Schlaf. Hier kann man mit der Akupressur sehr viel tun:

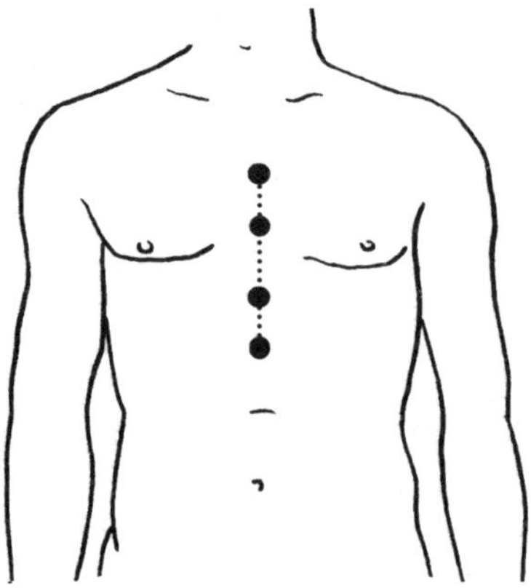

- Rubbeln Sie Ihr Brustbein vom Bauch nach oben.

- Dann rubbeln Sie die Innenseite der Handwurzel unterhalb der äußeren Handkante.

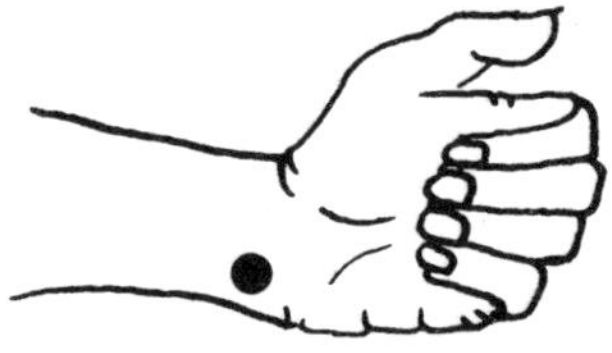

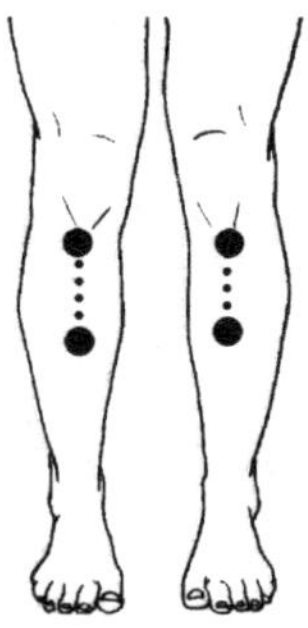

- Schließlich rubbeln Sie von den Knien weg beide Unterschenkel bis zur Mitte des Schienbeins.

Rückenmuskel-Schmerzen

Schmerzen in den Rückenmuskeln - egal, ob sie durch Rheuma, durch mangelnde Bewegung, falsche Ernährung, sportliche Übertreibung, einseitige Arbeit oder Anspannung ausgelöst werden - sind sehr unangenehm und können viel Lebensfreude nehmen. Man muss daher sofort, wenn sie auftauchen, etwas dagegen tun. Die Akupressur eignet sich ideal dafür:

- Lassen Sie sich die Schulterblätter rubbeln.
- Dann den gesamten übrigen Rücken bis hinunter in die Hüften.

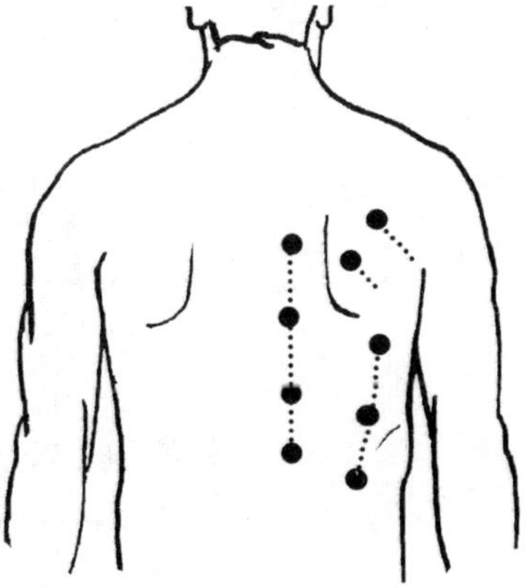

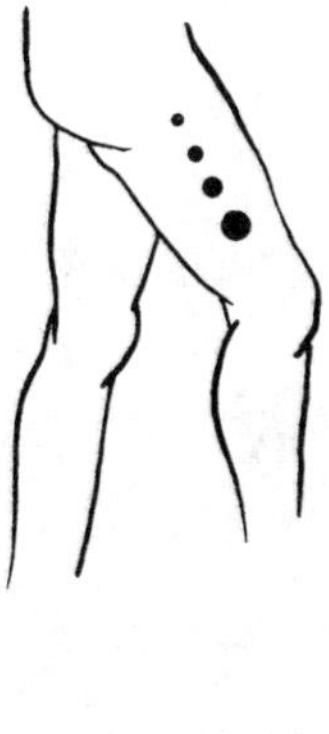

- Und dann rubbeln Sie selbst mit allen Fingerkuppen die äußeren Oberschenkel bis zum Knie.

Hexenschuss

Der Hexenschuss ist ein akuter Muskelrheumatismus und von vielen ganz besonders gefürchtet. Er kann jemand urplötzlich außer Gefecht setzen und verursacht peinigende Schmerzen. Da erweist sich die Akupressur sehr oft als wunderbare Hilfe:

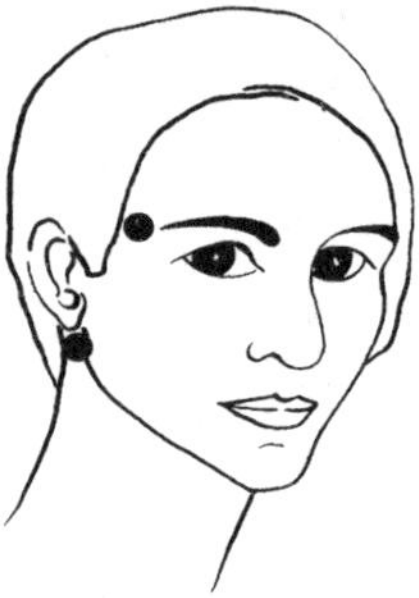

- Rubbeln sie mit dem Zeigefinger an den Schläfen und in der Vertiefung hinter den Kiefergelenken.

- Weitere wichtige Rubbel-Zonen gegen Hexenschuss befinden sich an den Ellenbogen, in den Lenden, am Kreuzbein

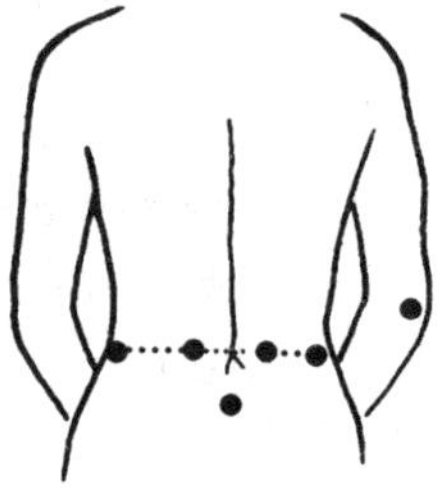

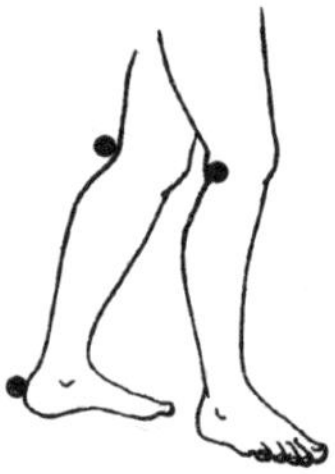

- Rubbeln Sie aber auch die Kniekehlen und die Außenseiten der Fersen sowie den ganzen Daumen.

Zusätzliche unterstützende Therapie:

- Stellen Sie sich unter die heiße Dusche und gehen Sie danach zu Bett.
- Drücken Sie mehrere Minuten auf die Innenseiten Ihrer Fußsohlenkanten.

Kreuzbein-Schmerzen

Eine falsche Bewegung - egal, ob bei der Arbeit, im Haushalt, in der Freizeit, in der Schwangerschaft oder bei der Liebe - kann entsetzliche Kreuzbein-Schmerzen oder Darmbein-Schmerzen hervorrufen. Die Ursache sind meist Wirbelsäulenprobleme oder Haltungsfehler. Mitunter kommt es zu diesen unerträglichen Schmerzen durch Husten oder Niesen. Es ist nicht gut, wenn man die Schmerzen erträgt und nichts dagegen unternimmt. Mit der Akupressur kann man da oft Wunder wirken und binnen kurzer Zeit schmerzfrei sein:

- Rubbeln Sie die Füße hinter den äußeren Knöcheln.

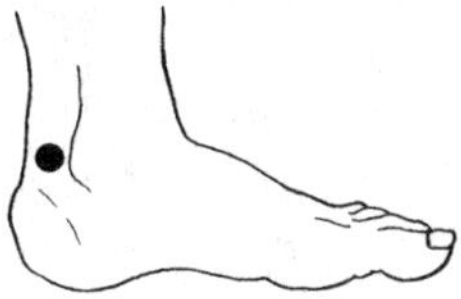

- Reiben Sie den Unterbauch bis zum Schenkelansatz.

- Schließlich massieren Sie die Fläche des Kreuzbeinjochs und den seitlichen Ansatz des Oberschenkels.

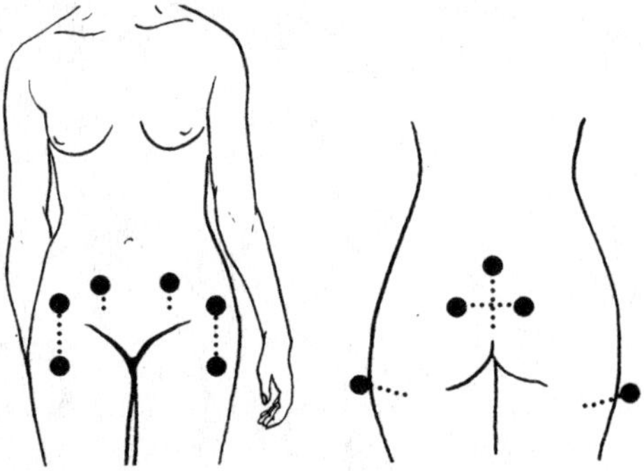

Diese Akupressur hat nur Erfolg, wenn sie sehr kräftig durchgeführt wird.

Bandscheiben-Beschwerden

Menschen, die viel Sport betreiben, die einen sitzenden oder stehenden Beruf ausüben, leiden meist schon in frühen Jahren an Bandscheibenproblemen. Die Folge: Immer häufiger auftretende Bandscheiben-Beschwerden, die im fortgeschrittenen Alter zu einem quälenden Leiden werden können. Bemühen Sie sich möglichst früh, etwas gegen die auftretenden Schmerzen zu unternehmen. Die Akupressur wartet mit ein paar sehr wirksamen Übungen auf:

- Ganz wichtige Rubbel-Zonen liegen rund um den Bauchnabel, an den äußeren Ansätzen der Oberschenkel und außerdem 3 Finger breit unter dem Brustbein-Ende.

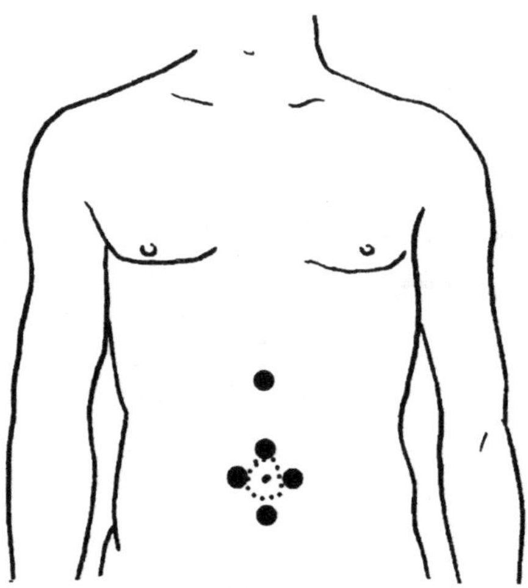

- Lassen Sie sich von jemand die Wirblsäule abgreifen. Dort, wo Sie einen deutlichen Schmerz dabei empfinden, lassen Sie sich die betreffende Wirbelstelle rubbeln. Und zwar soll sich die Wirbelsäule dabei immer zwischen Daumen und Zeigefinger des Rubblers befinden. Gerubbelt wird immer neben dem Wirbel.

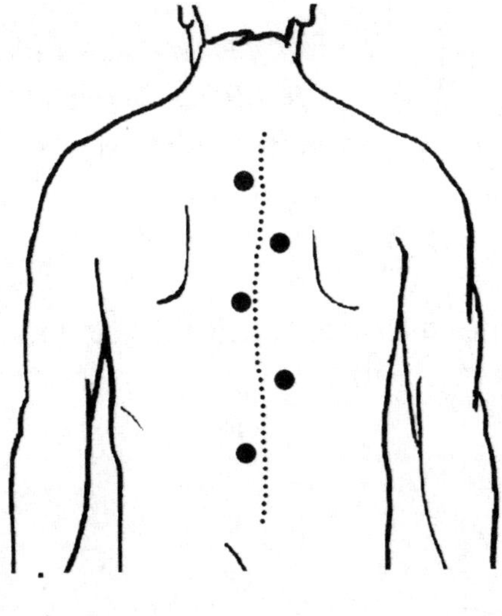

Ischias

Ischias nennt man Schmerzzustände und Entzündungen des großen Beinnervs. Die Betreffenden können sich oft tagelang kaum bewegen. Ursachen sind Erkältungen, Rheuma, Vitaminmangel, Wirbelsäulenerkrankungen und Arteriosklerose. Ischiasschmerzen sind sehr quälend und müssen vom Arzt behandelt werden. Doch als erste Hilfe und als unterstützende Maßnahme eignet sich die Akupressur ideal:

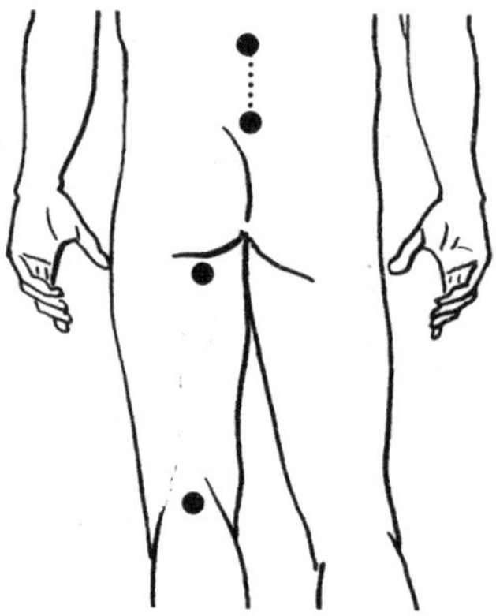

- Rubbeln Sie mit den Fingerkuppen beider Hände die Hautfalte unterhalb des Gesäßes, danach beide Kniekehlen und zum Abschluss das untere Ende der Wirbelsäule von den Lenden bis zum Steißbein

- Eine ganz wichtige Rubbel-Zone gegen Ischias-Schmerzen liegt hinter dem äußeren Fußknöchel an der Ferse.

Sehr oft erspart man sich mit dem Rubbeln Injektionen oder starke Schmerztabletten.

Kreuzschmerzen

Meist kommt es nach harter körperlicher Arbeit, bei Frauen auch an ihren monatlichen Tagen, zu starken Kreuzschmerzen. Sehr oft handelt es sich auch um eine Erkältung. Vor dem Einsatz von schmerzstillenden Tabletten sollten Sie die Akupressur anwenden:

- Rubbeln Sie Ihre Schultern und lassen Sie sich anschließend die Schulterblätter reiben.

- Dann rubbeln Sie den Ansatz der Oberschenkel an der Außenseite und zusätzlich die Rubbel-Zone links und rechts der Wirbelsäule in der Kreuzgegend.

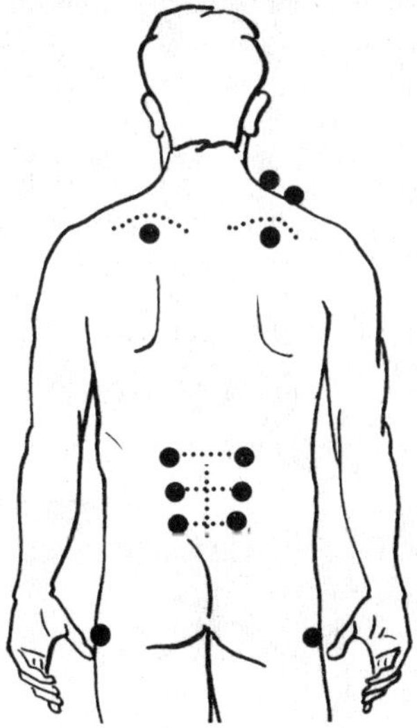

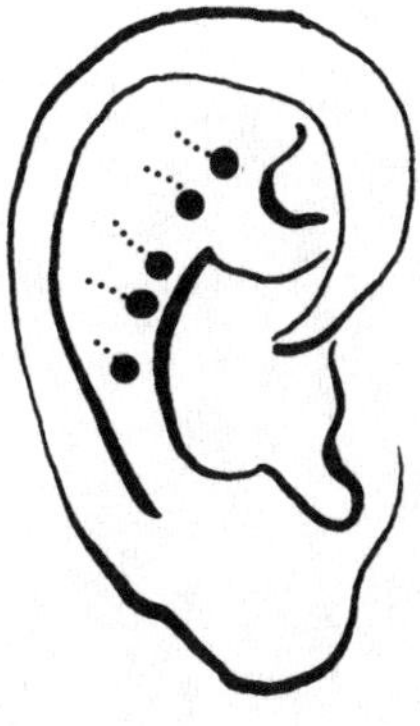

- Schließlich reiben Sie mit Zeigefinger und Daumen den inneren Knorpelwulst der Ohrmuschel.

Nierenkolik

Die Schmerzen einer Nierenkolik sind teuflisch. Wenn nicht gleich ein Arzt zur Stelle ist, würde der Patient am liebsten die Wände hochklettern. Ein Segen für viele, wenn sie in so einer Situation die Akupressur beherrschen oder jemand bei sich haben, der sich darauf versteht oder dem man es erklären kann:

- Der hilfreiche Mitmensch muss je eine Daumenkuppe an einer Schulter ansetzen und beginnt nun ganz fest von dort schräg quer über den Rücken zur Wirbelsäule hinzurubbeln, bis sich die Daumenballen im Kreuz des Patienten treffen

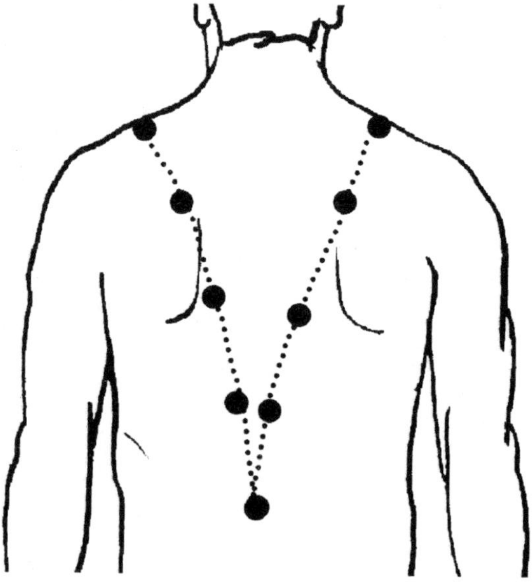

- Die anderen Übungen kann man selbst durchführen. Man legt sich flach auf den Rücken, legt beide Handflächen auf den rechten Oberbauch und beginnt dort vorsichtig zum linken Oberbauch hinüber zurubbeln.

- Dann setzen Sie sich auf, lassen die Beine gestreckt und rubbeln nun mit den Zeigefingern vom Knie weg die Außenseite der Beine nach unten bis zu den Knöcheln.

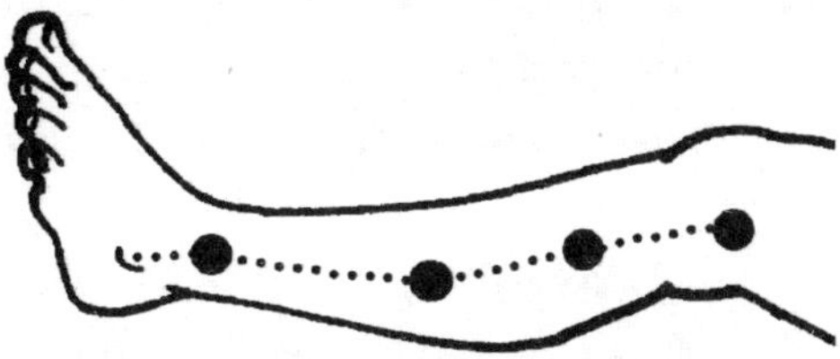

Mit diesen Reibebewegungen werden Nieren- und Harnwege zu verstärkter Aktivität angeregt, so dass allein damit oft schon kleinere Nierensteine abgehen können.

- Grundsätzlich muss bei einer Nierenkolik immer der Arzt verständigt werden.

Zusätzliche unterstützende Therapie:
- Setzen Sie sich in eine heiße Wanne und verharren Sie darin, bis Sie Erleichterung verspüren.

Gallen-Beschwerden

Jegliche Beschwerden und Probleme an der Galle gehören in die Hand eines Arztes. Allerdings sollten Sie wissen, wie Sie bei starken Schmerzen bis zum Eintreffen des Arztes die Akupressur anwenden können:

- Rubbeln Sie Ihre Kniekehlen, den Beginn der Waden und reiben Sie sich dann ganz fest entlang der Beinaußenseite bis zum Knöchel. Zusätzlich rubbeln Sie die vierte Zehe vom Nagel bis zur Zehenwurzel.

- Lassen Sie sich außerdem von jemand mit dem Zeigefinger zuerst die Wirbelsäule in der Höhe des elften Brustwirbels - das ist knapp oberhalb der Hüften - rubbeln, danach das Steißbein.

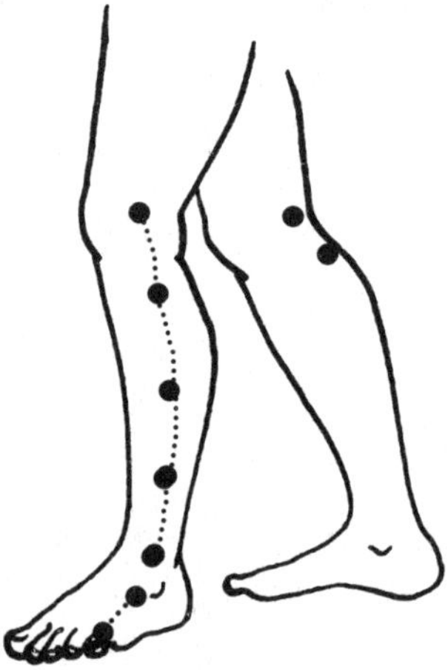

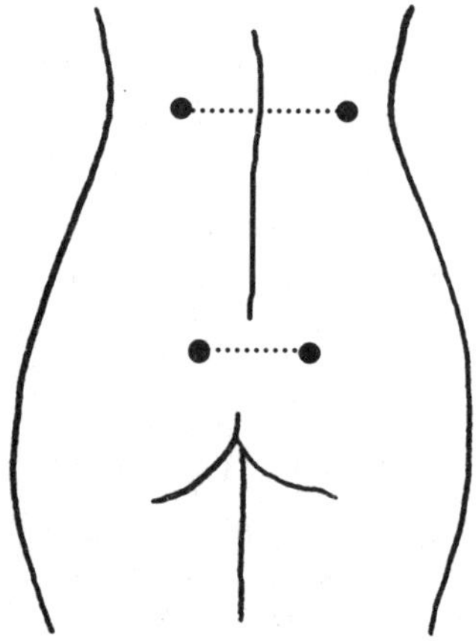

Magen-Beschwerden

Wenn jemand zu viel, zu üppig, zu fett gegessen hat oder wenn er etwas Verdorbenes gegessen hat, dann kann er sich leicht Magenbeschwerden einhandeln. Mitunter ist das auch der Beginn einer Erkältung, die über den Magen- und Darmtrakt eingeleitet wird. Oder die Magenbeschwerden sind eine Folge von Stress. Man sollte sie nicht anstehen lassen und mit den Kräften der Natur bekämpfen. Die Akupressur wartet mit ein paar wirkungsvollen Übungen auf:

- Rubbeln Sie mit dem Zeigefinger der rechten Hand genau unter dem unteren Ende des Brustbeines und dann reiben Sie mit beiden Zeigefingern die vorstehenden Knochen des Schlüssselbeines.

- Anschließend rubbeln Sie mit Ihren Daumenknöcheln Ihr Kreuz links und rechts von der Wirbelsäule.

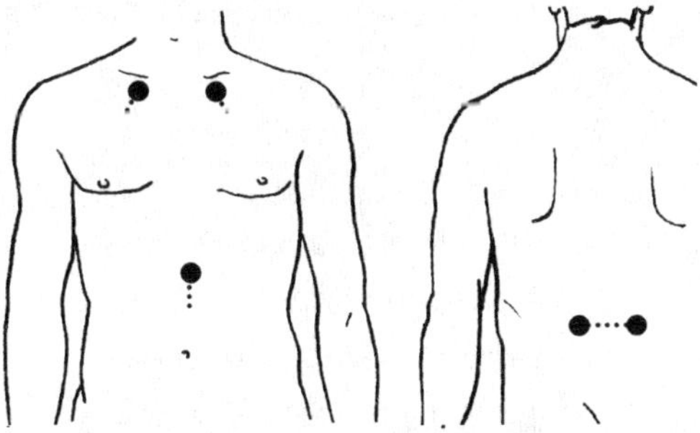

Sie müssen die Übungen wiederholen, bis eine Besserung eintritt.

Zusätzliche unterstützende Therapie:

- Halten Sie die Bauchgegend warm. Legen Sie sich eine heiße Wärmflasche auf.

Blähungen

Viele von uns leiden unmittelbar nach der Nahrungsaufnahme an stundenlangen unangenehmen Blähungen mit Magendrücken, Magenhochstand und starker Gasbildung. Da bietet die Akupressur eine erleichternde Sofort-Hilfe:

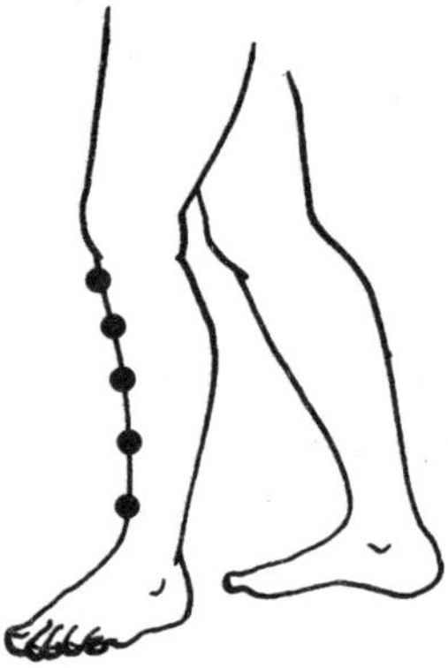

- Rubbeln Sie von den Knien weg Ihre Schienbeine bis zum Fußansatz.

- Rubbeln Sie danach auf den äußeren Handflächen die Wurzel von Daumen, Zeigefinger und kleinem Finger bis zum Handgelenk. Und gleich danach reiben Sie die Außenseiten der Ellenbogen.

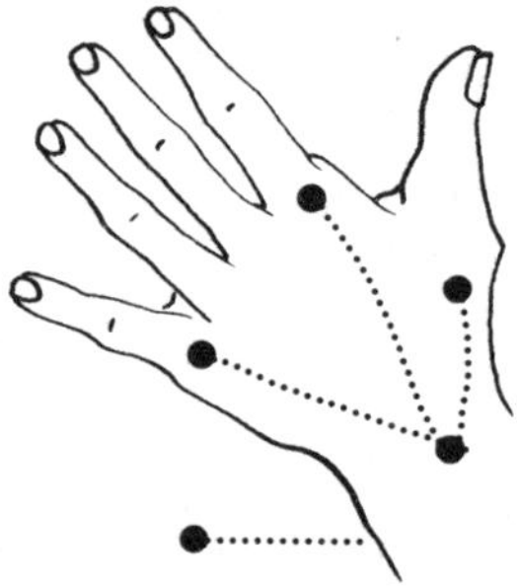

- Sehr nützlich ist auch das Rubbeln des inneren Handgelenks, dort, wo man den Puls misst.

Durchfall

Bei verschiedenen Erkrankungen des Magen- und Darmbereiches, nach Erkältungen sowie beim Genuss von unreifem Obst kommt es mitunter zu Durchfall. Das kann sehr unangenehm sein. Da ist es gut, wenn man die wichtigsten Rubbel-Massagen kennt, die eine gute, natürliche Bremse sein können.

- Rubbeln Sie fest die Außenseite des Fußgewölbes und die Oberseiten aller Zehen vom Nagel bis zur Zehenwurzel und den Hautbereich zwischen den Zehen.

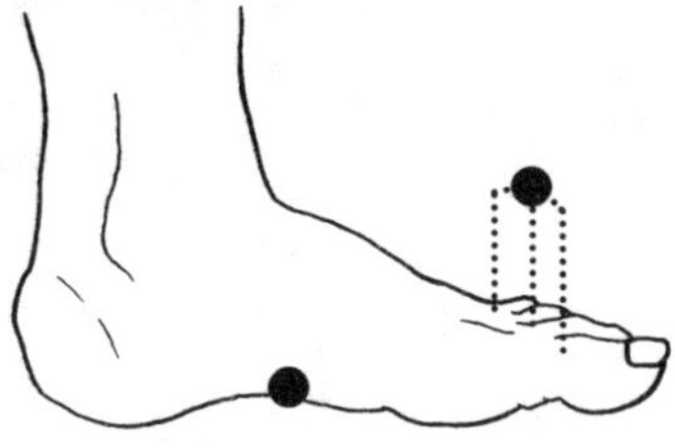

- Dann rubbeln Sie die Innenseite des Handgelenks und den Ballen des Zeigefingers.

- Schließlich rubbeln Sie die Bauchfläche links und rechts neben dem Nabel sowie darüber.

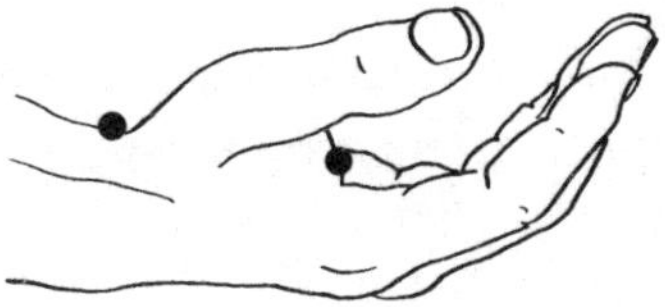

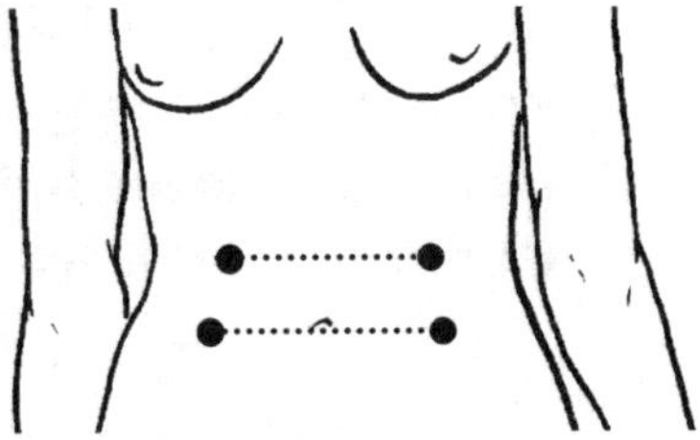

Zusätzliche unterstützende Therapie:

- Nehmen Sie einen Tag keine Nahrung, nur Kamillentee, zu sich und am nächsten Tag nur 100 Gramm geriebene Äpfel.

Verstopfung

Die Verstopfung - in der Medizin Ostipation genannt - ist in unserer zivilisierten Welt ein sehr verbreitetes Leiden. Millionen Menschen nehmen schwerste Medikamente dagegen und kommen damit in einen Teufelskreis. Sie schaden sich damit auf Dauer sehr. Daher sollte man gerade bei Verstopfung zu natürlichen Mitteln greifen. Versuchen Sie es mit der Akupressur:

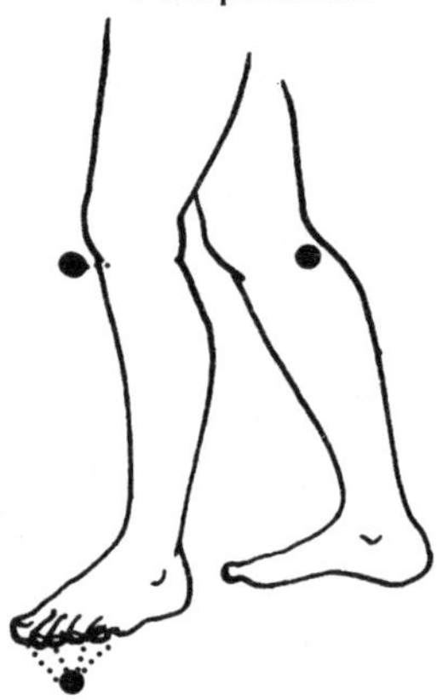

- Rubbeln Sie mit dem Zeigefinger die Fußsohle an den Zehenballen. Dann reiben Sie unterhalb der Kniescheibe und zusätzlich von der Kniekehle weg den Beginn der Wade.

- Anschließend rubbeln Sie mit dem Daumen das innere Handgelenk und den äußeren Unterarm unmittelbar über dem Handgelenk.

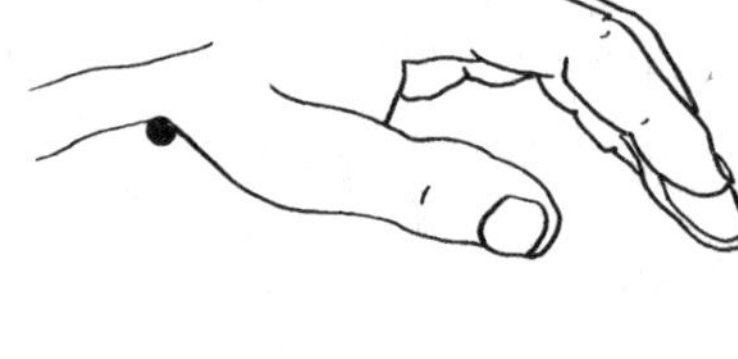

- Außerdem reiben Sie mit den Knöcheln der Daumen den Bereich des Kreuzbeines und die Fläche zu beiden Seiten der Lendenwirbel

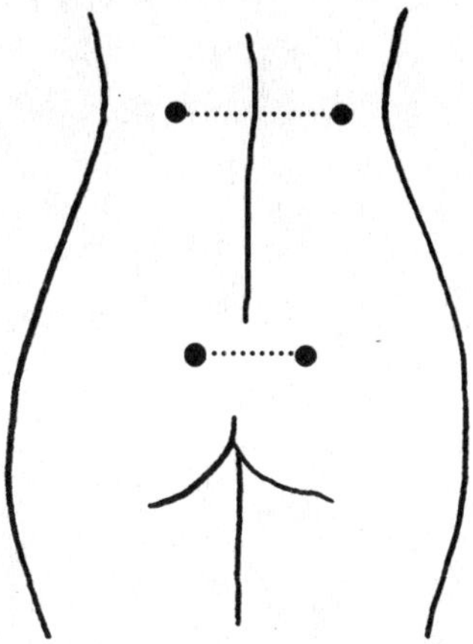

Sie müssen diese Übungen mitunter tage- und wochenlang durchführen, ehe Sie Erfolg haben.

Zusätzliche unterstützende Therapie:
- Weichen Sie über Nacht 6 Dörrpflaumen in Wasser ein. Essen Sie sie am Morgen und trinken Sie das Wasser nach.
- Essen Sie anstelle von Weißbrot nur Vollkornbrot.

Gastritis

In der Bevölkerung sagt man zur Magenschleimhautentzündung kurz Gastritis. Sie entsteht durch falsche Essgewohnheiten, durch Nervosität und Stress. Wer nichts dagegen unternimmt, setzt den Grundstock zu Magengeschwüren. Daher sollte man mit natürlichen Mitteln vom ersten Anzeichen an dagegen ankämpfen. Die Akupressur bietet da eine gute Möglichkeit:

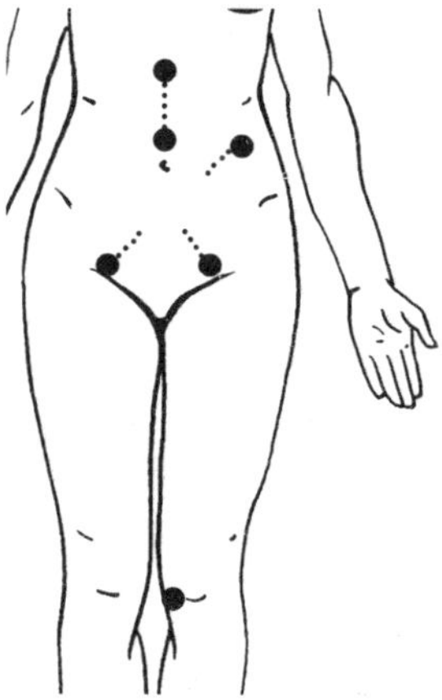

- Rubbeln Sie mit dem Zeigefinger die Hautfläche unter dem unteren Ende des Brustbeines bis zum Nabel.

- Dann reiben Sie sich links und rechts in der Leistengegend.

- Schließlich rubbeln Sie an der Innenseite der Kniescheiben, danach in den Hüften.

- Eine zusätzliche Rubbel-Zone befindet sich an der Wurzel des großen Zehennagels.

Mit dem Rubbeln gegen Gastritis muss man wieder sehr viel Geduld aufbringen. Das Rubbeln muss in einer total entspannten Atmosphäre erfolgen.

Übelkeit

Oft gibt es keinen ersichtlichen Grund dafür: Wir verspüren ein Gefühl der allgemeinen Übelkeit. Häufig taucht sie nach längerem Aufenthalt in schlecht gelüfteten Räumen, nach Ärger oder nach zu viel Arbeit auf. In diesem Fall sollten Sie als erste Maßnahme die Akupressur anwenden. Das erspart oft Tabletten. Hier die entsprechenden Rubbel-Übungen gegen Übelkeit:

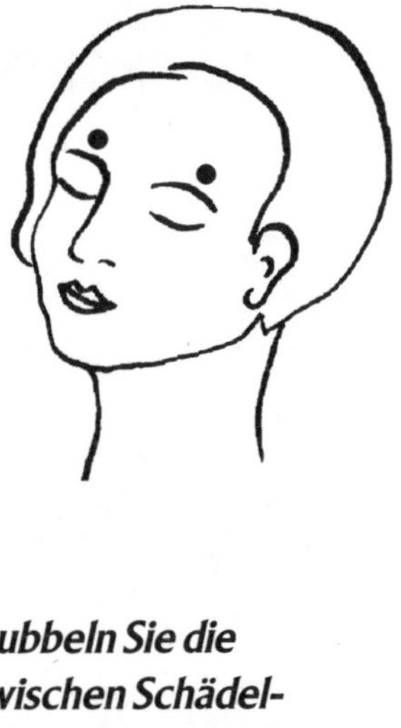

- Rubbeln sie mit dem Zeigefinger die Hautstellen über der Mitte der Augenbrauen.

- Dann rubbeln Sie die Achselhöhlen, die Innenseite des Oberarms und die innere Armbeuge sowie die unterste Rippe

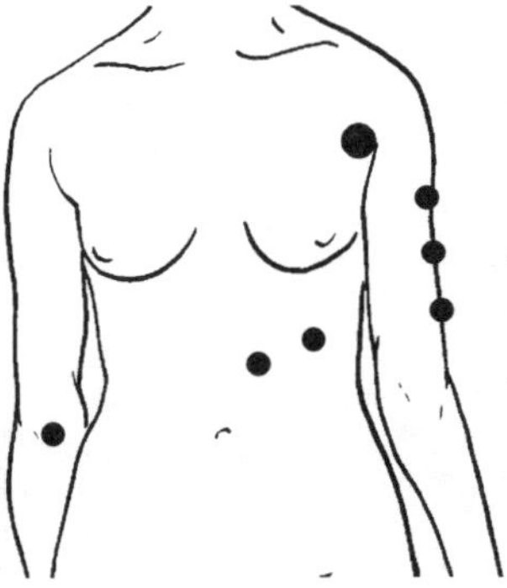

- Schließlich rubbeln Sie die Vertiefung zwischen Schädelende und Nackenanfang, und danach lassen Sie sich von jemand die Hautstellen links und rechts der Wirbelsäule in Achselhöhe rubbeln.

Hämmorrhiden

Durch zu wenig Bewegung und auf Grund von Durchblutungsstörungen handeln sich viele Menschen Hämmorriden ein. Es handelt sich um eine krankhafte Erweiterung der Venen am After. Mancher hat schon alles versucht und keinen Erfolg damit erreicht. Viele können sich - zumindest zusätzlich - mit der Akupressur helfen:

- Rubbeln Sie die äußere Handwurzel.

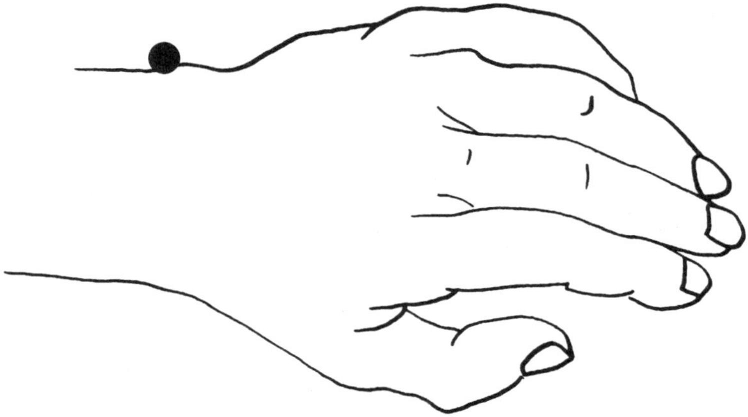

- Reiben Sie die Fläche hinter den äußeren Fußknöcheln, weiters über den äußeren Fußknöcheln, am Fußrist, hinter dem Nagel der großen Zehen sowie den äußeren Ballen unterhalb der kleinen Zehe

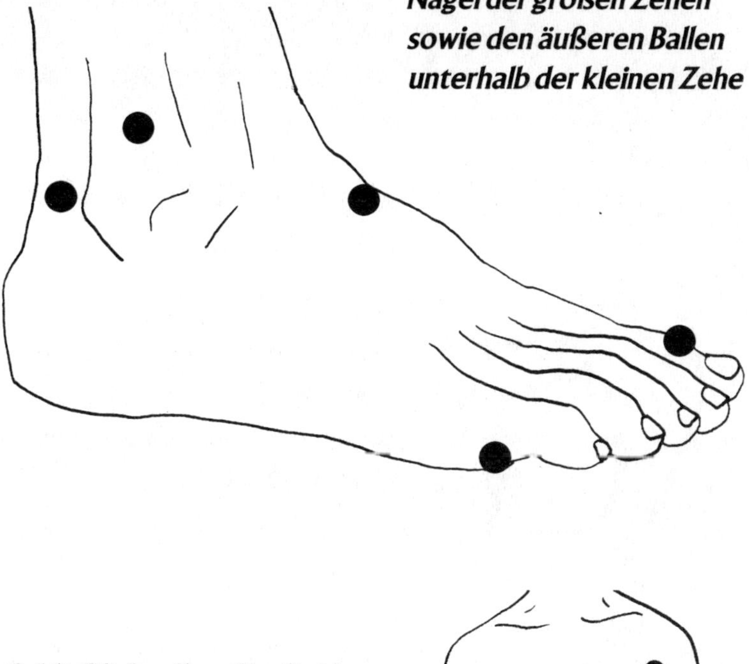

- Schließlich reiben Sie die Vorderseite des Schultergelenks.

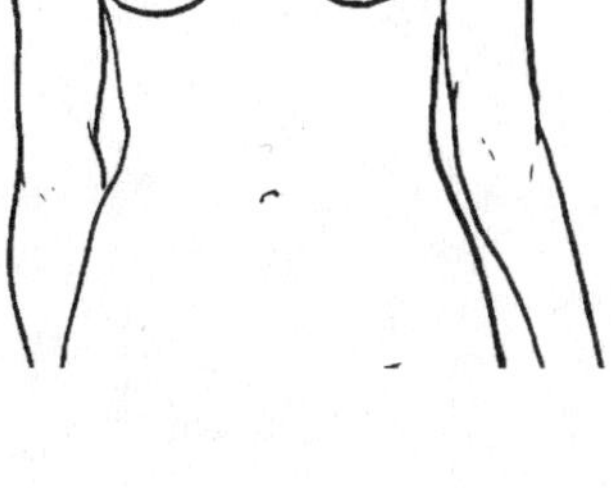

Hüftgelenksbeschwerden

Durch Abnutzung oder auch durch Entzündungen kommt es im Laufe des fortgeschrittenen Alters zu Hüftgelenksproblemen, die sich sehr oft in unerträglichen Beschwerden äußern. Ehe man zu starken Medikamenten greift, sollte man die Natur zu Hilfe nehmen. Die Akupressur kann eine sehr wertvolle Hilfe sein:

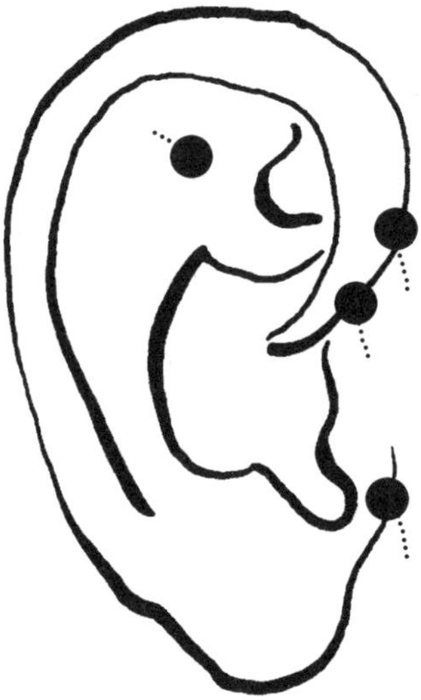

- Rubbeln Sie kräftig die Rückseite des Ohres.

- Rubbeln Sie mit Zeigefinger und Daumen den knorpeligen Rand des Ohres unmittelbar am Gesicht und die dahinter liegende Fläche im Ohr.

Auch wenn Sie die Hüftgelenks-Schmerzen nur auf einer Seite haben, so ist es besser, die Akupressur an beiden Ohren durchzuführen.
Sie sollten dabei ruhig sitzen oder liegen.

Brustwirbel-Syndrom

Bei sitzender und stehender Arbeit kommt es zu Schäden der Wirbelsäule, die sich oft als Brustwirbel-Syndrom äußern. Der Betreffende hat Atembeschwerden, Brustschmerzen und Muskelverspannungen am Rücken. Hier kann die Akupressur schnell und gezielt helfen:

- Lassen Sie sich ganz fest von jemand den Rücken entlang der Wirbelsäule nach allen Seiten hin rubbeln.

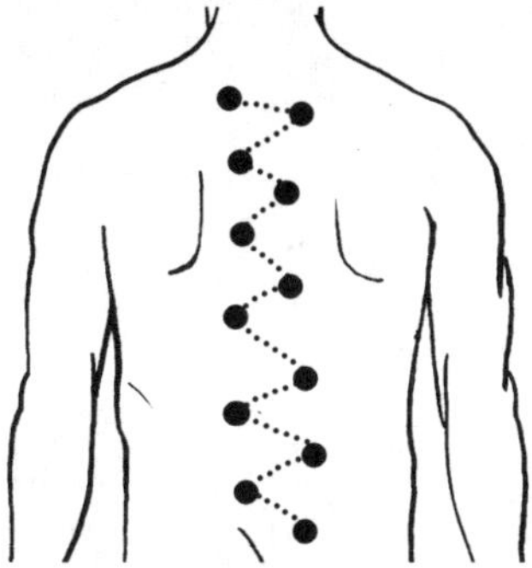

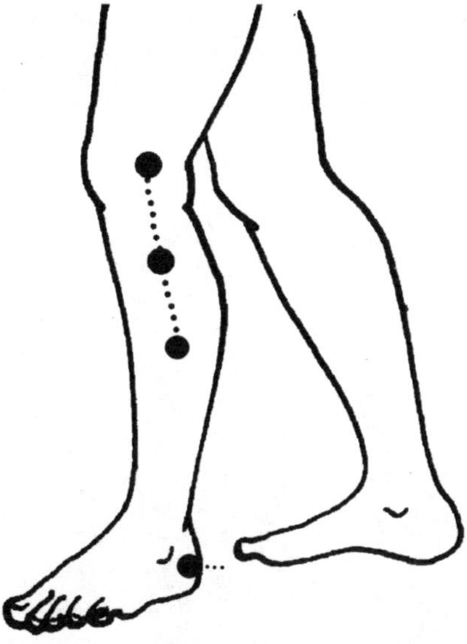

- Rubbeln Sie sich danach vom Knie weg die äußeren Waden nach unten und die Fläche hinter den äußeren Fußknöcheln.

VI. Die Akupressur für die Sexualorgane

Wie man das Gesundreiben am Unterleib erlernt

Die Akupressur an den Geschlechtsorganen

Viele von uns leiden nicht nur an Erkrankungen am und im Unterleib und an den Geschlechtsorganen. Viele haben auch Probleme mit dem Sex an sich. Und gerade da erweist sich die Akupressur als hervorragende Unterstützung für die Potenz des Mannes und die Liebeskraft und Liebesfähigkeit der Frau. Die Dynamik des Geschlechtslebens ist unter anderem auch vom vegetativen Nervensystem abhängig. Und damit kann die Akupressur zu einem wunderbaren Schlüssel für sexuelle Kraft und Harmonie im Organismus sein. Man muss zwar mitunter viel Geduld haben, doch man kann oft allein mit Rubbel-Massagen an ganz konträren Körperstellen das Liebesleben in Schwung halten oder bringen. Für ein Funktionieren unserer Sexualorgane ist beispielsweise die Ihnen inzwischen vertraute Vertiefung zwischen dem Ende der Schädeldecke und dem Beginn des Nackens mitverantwortlich. Wenn man dort rubbelt, kann das die sexuelle Vitalität und die Freude an der Liebe steigern. Ganz wichtig für eine Steigerung der Potenz und ein Vorbeugen gegenüber Potenzproblemen bei Mann und Frau sind folgende wichtige Rubbel-Übungen:

- Rubbeln Sie mit den Knöcheln Ihrer Daumen links und rechts der Lendenwirbel.

- Rubbeln Sie unterhalb und entlang des rechten letzten Rippenbogens über dem Bauch. Atmen sie dabei tief aus und ein.

- Rubbeln Sie auch den Nabel.

- Männer sollten zur Erhaltung der männlichen Sexualkraft regelmäßig sanft mit einer Hand den Hodensack rubbeln, weiters auch die Stelle zwischen dem Hodensack und dem After.

- Eine weitere wichtige Rubbel-Zone für die männliche Sexualität liegt zwischen dem After und dem Steißbein. Hier muss fest gerubbelt werden. Mitunter reagieren auch Frauen sehr positiv auf diese Übung.

- Frauen steigern ihre Liebesfähigkeit im Sexualleben durch das regelmäßige Rubbeln der Schamfläche und der Lenden. Das Reiben an diesen Stellen muss sehr zart vorgenommen werden.

Impotenz

Viele Männer tragen das Problem der Impotenz mit sich herum, versuchen Vieles und kommen doch nicht zu einer Lösung. Es ist grundsätzlich von Vorteil, vorerst die Kräfte der Natur zu nutzen. Das ist der gesündeste Weg, wieder zu einem harmonischen Sexualleben zu gelangen. Mehr als man denkt, kann hier die Akupressur helfen:

- Lassen Sie sich die Schulterblätter rubbeln und gleich anschließend die Flächen beim sechsten Brustwirbel und bei den Lendenwirbeln zu beiden Seiten der Wirbelsäule.
- Sehr wichtig ist auch das Reiben des Kreuzbeinjochs, des Steißbeins und der Mitte des Gesäßes.
- Eine wertvolle Rubbel-Zone für Potenz liegt in der Kniekehle und in der Falte zwischen dem vierten und fünften Finger.
- Zusätzlich lohnt sich das Rubbeln unter dem Nabel, in den Leisten, oberhalb des Penis, an den inneren Fußknöcheln und an der Innenkante der Fußgewölbe.
- Optimal ist es, wenn man die betreffenden Zonen auf beiden Seiten des Körpers gleichzeitig rubbelt.

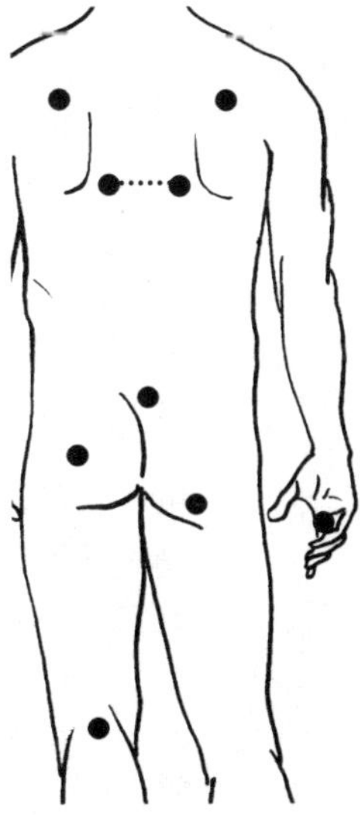

Zusätzliche unterstützende Therapie
- Kauen Sie reichlich rohe Petersilie.

Frigidität

Die Frigidität, das Unvermögen einer Frau zur harmonischen sexuellen Vereinigung und das Fehlen eines Orgasmus - ist heute mehr verbreitet als man vermutet. Viele Frauen täuschen dem Mann etwas vor, was sie in Wahrheit gar nicht erleben können. Mit gezielter Akupressur kann man dem Problem erfolgreich begegnen:

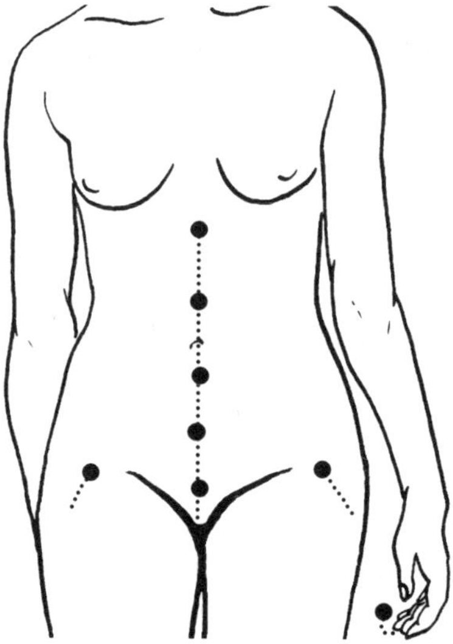

- Rubbeln Sie mit dem Zeigefinger in einer geraden Linie vom Schambein über den Nabel bis zum Brustbein nach oben. Zusätzlich rubbeln Sie in den Leisten.

- Zusätzlich rubbeln Sie mit dem Daumen die Achillessehne an der Innenseite des Fußes hinter dem Knöchel

- Außerdem reiben Sie das Nagelbett des kleinen Finger.

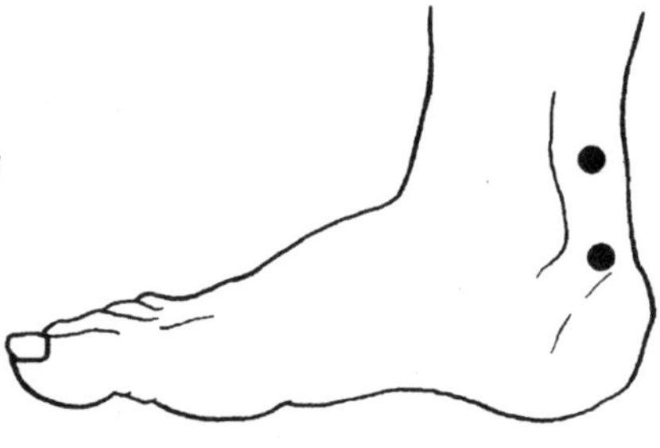

Triebmangel

Fehlende Lust an sexueller Vereinigung bringt so manche Ehe in Gefahr. Gegen diesen Triebmangel, der bei Frauen wie bei Männern vorhanden sein kann, gibt es wirksame Rubbel-Übungen:

- Rubbeln Sie das Handgelenk und den Ballen unterhalb des Daumens.

- Reiben Sie ganz fest das äußere Handgelenk.

- Rubbeln Sie das Kniegelenk an der Innen- und Außenseite.

- Rubbeln Sie das Steißbein.

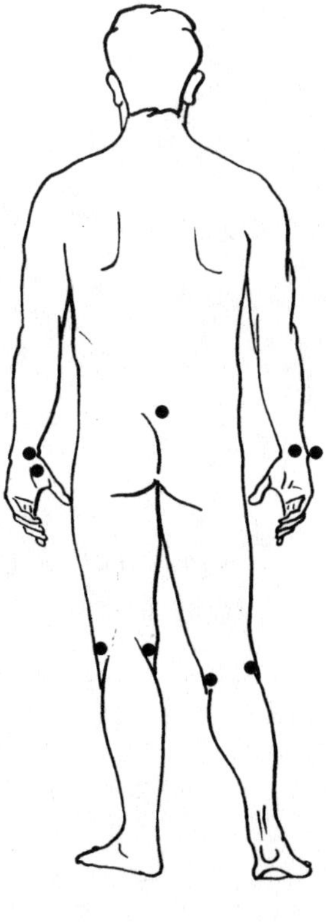

Sterilität

Auch gegen Zeugungsunfähigkeit gibt es Rubbel-Übungen. Schon im Mittelalter wurden diese Reibe-Zonen von französischen Wander-Mönchen weitergegeben:

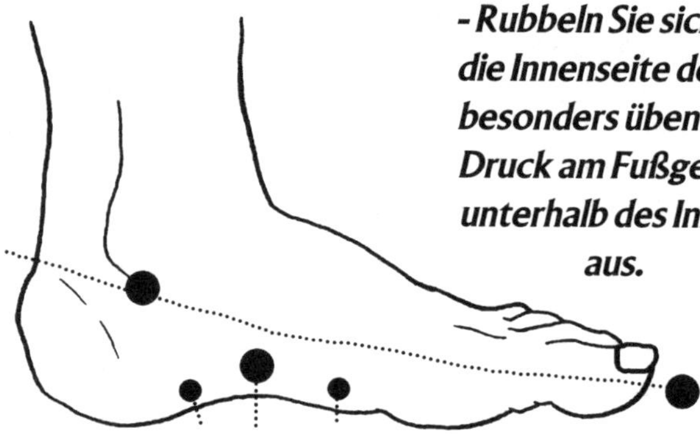

- Rubbeln Sie sich regelmäßig die Innenseite der Füße, ganz besonders üben Sie dabei Druck am Fußgewölbe und unterhalb des Innenknöchels aus.

- Reiben Sie sich auch regelmäßig am Ellenbogen, dicht über dem sogenannten «närrischen Bein»

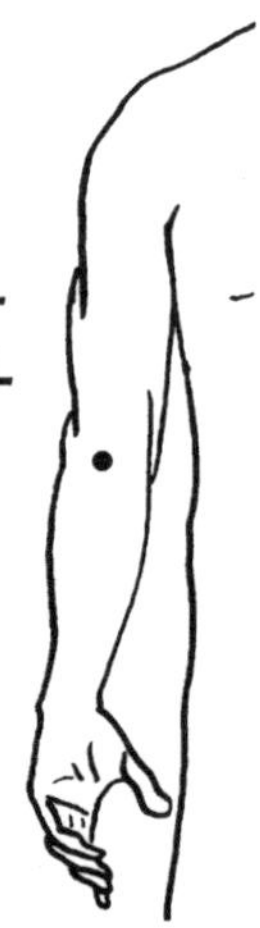

Penis-Schmerzen

Manche Männer leiden an fallweise oder regelmäßig auftretenden Schmerzen am Penis und werden dadurch in ihrer Sexualität gestört und behindert. Auch dagegen gibt es die Akupressur:

- Rubbeln Sie den Bezirk rechts und links der Lendenwirbel.

- Dann reiben Sie die Mitte des Gesäßes.

- Rubbeln Sie das innere Handgelenk an der Daumenseite.

- Und massieren Sie die Fußinnenseite oberhalb des Fußknöchels.

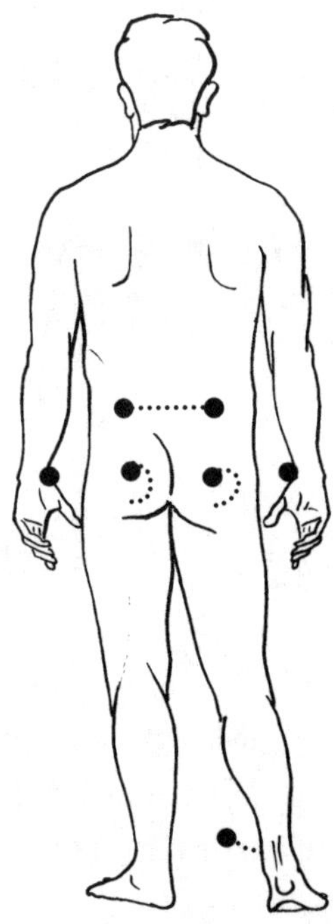

Sperma-Störungen

Bei jungen und älteren Menschen kommt es oft unkontrolliert zu einem Austritt von Samen, meist nachts. Dagegen helfen folgende Rubbel-Übungen:

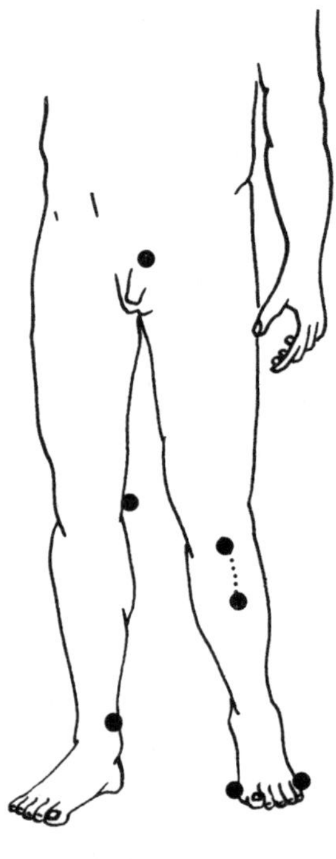

- Rubbeln Sie die Zone oberhalb des Penis.

- Außerdem reiben Sie die Kniekehle, das obere Drittel des Schienbeines, die Hautfläche über dem inneren Fußknöchel sowie den seitlichen Ballen der großen und der kleinen Zehe

Mit Spermastörungen müssen Sie sich unbedingt an den Arzt wenden. Die Akupressur hilft unterstützend zu seinen Anweisungen.

Vorzeitiger Samenerguss

Das Problem vieler Männer beim Sex: der gefürchtete frühzeitige Samenerguss, der sehr oft die Frau um ihren Höhepunkt bringt. Die Akupressur ermöglicht hier oft schnelle und wirksame Hilfe:

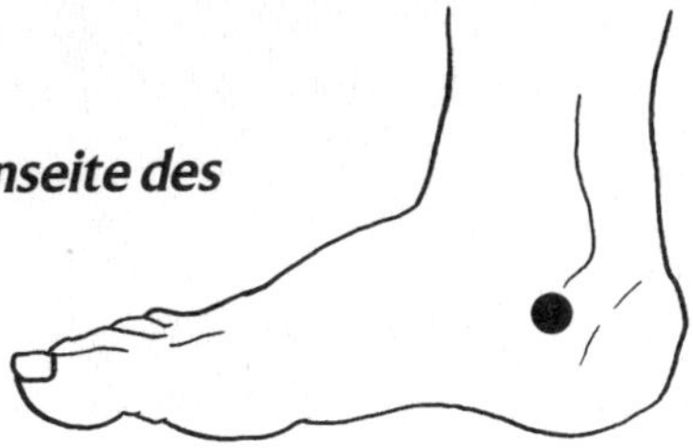

- Rubbeln Sie ganz fest die Innenseite des Fußes unter dem Knöchel.

- Reiben Sie mit den Knöcheln Ihrer Daumen die Wirbelsäule rechts und links der Lendenwirbel

- Zusätzlich rubbeln Sie den ganzen Daumen und das sogenannte «närrische Bein» des Ellenbogens.

- Eine wichtige Rubbel-Zone liegt noch rund um den Nabel und rechts außen und links außen unterhalb.

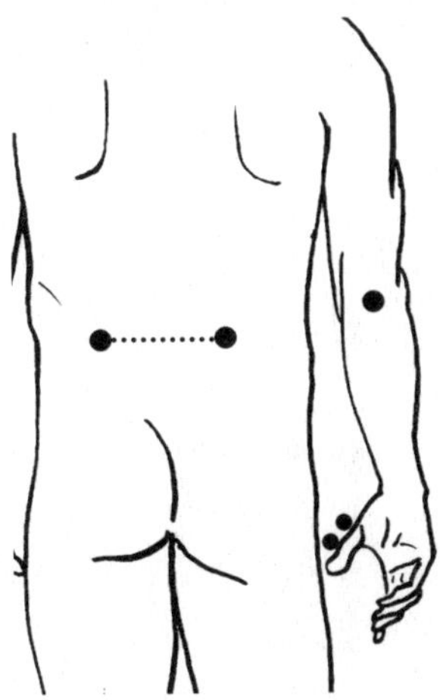

Zusätzliche unterstützende Therapie:
- Konzentrieren Sie sich beim Sex nicht zu sehr auf Ihr Problem.
- Sprechen Sie mit Ihrem Partner offen darüber, damit Sie gemeinsam gegen das Problem ankämpfen.

Prostata-Leiden

Ab der Lebensmitte eines Mannes kann es zu Prostata-Problemen kommen. Das Muskel-Drüsen-Gebilde vor der Harnröhre am Blaseneingang vergrößert sich und behindert mehr oder weniger das Urinieren. Viele Männer leiden jahrelang darunter, viele lassen sich operieren. Die Akupressur kann hier unterstützend sehr viel helfen:

- Rubbeln Sie mit dem Zeigefinger vom Nabel weg in eine senkrechten Linie bis zum Penis. Danach reiben Sie den Innenfuß hinter dem Fußknöchel und rubbeln Sie von da etwas hoch

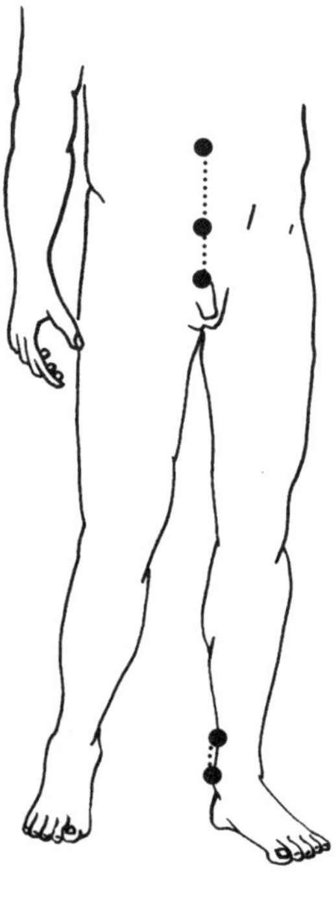

- Zusätzlich reiben Sie mit dem Zeigefinger die Kieferknochen im Gesicht.

- Und schließlich rubbeln Sie die vorspringenden Knochen des Schlüsselbeins.

Potenzstörungen, Potenzschwund

Der Alptraum jedes Mannes: Die Vorfreude auf ein Liebeserlebnis ist groß. Alles ist in Ordnung: die Partnerin, die Stimmung, der Ort. Und dann plötzlich passiert es. Es klappt nicht. Die Potenz ist gestört, scheint im Augenblick entschwunden. Dafür gibt es zahllose Gründe. Die Akupressur kann hier oft auf ganz wunderbare Weise helfen und zur Retterin in größter Not werden:

- Rubbeln Sie ganz fest mit Daumen und Zeigefinger die äußeren Knöchel beider Füße.

- Danach rubbeln Sie massiv mit Daumen und Zeigefinger beide große Zehen und ziehen Sie dabei fest daran

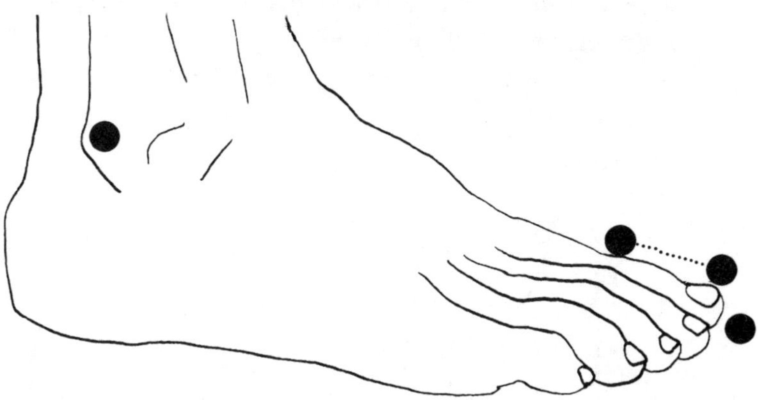

Führen Sie diese Rubbel-Übungen am besten vor jeder sexuellen Vereinigung aus.

Sexuelle Wechselbeschwerden

Im Klimakterium leiden viele Frauen nicht nur körperlich und seelisch. Sie haben auch Probleme mit dem Sex. Daher sollte man zur ärztlichen Therapie unbedingt die Akupressur als sinnvolle Ergänzung der Naturheilkunde anwenden:

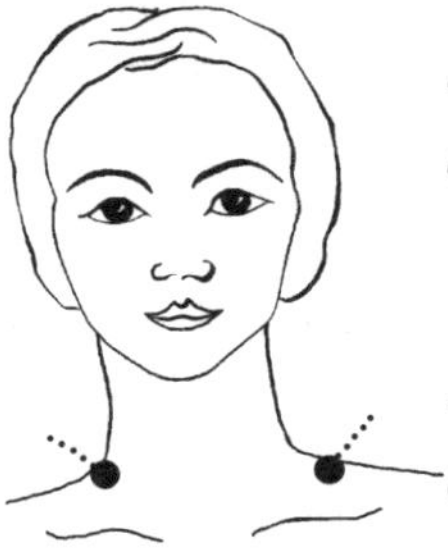

- Rubbeln Sie links und rechts am Ansatz des Halses an den Schulter.

- Ein interessanter Punkt liegt dicht hinter dem «närrischen Bein» am Ellenbogen.

- Reiben Sie sich aber auch regelmäßig am Innenfuß oberhalb und hinter dem Knöchel und an der Außenseite des Mittelfußknochens

- Eine Ersatz-Rubbel-Zone liegt am Kreuzbein und an der Gesäßbacke.

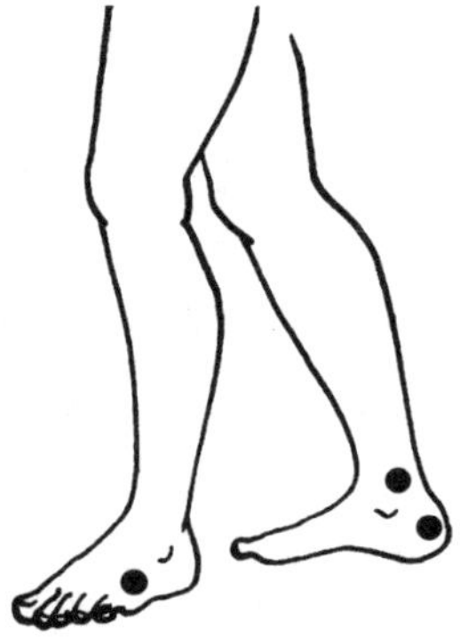

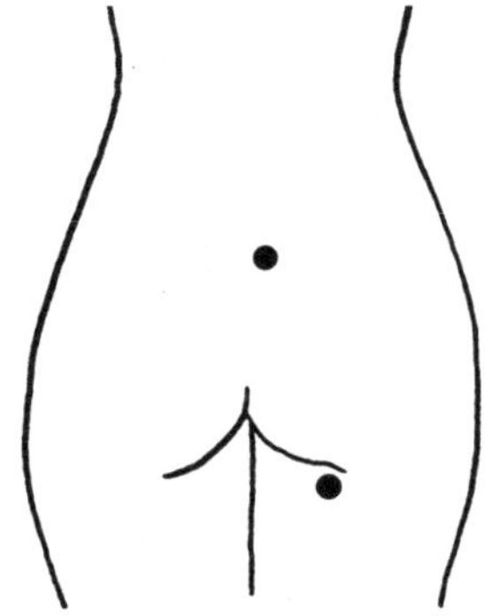

Nymphomanie

Nymphomanisch veranlagte Frauen leiden selbst sehr unter ihrer Veranlagung. Sie suchen in immer neuen sexuellen Abenteuern eine Erfüllung, die sie nicht finden können, weil ihr Organismus gestört ist. Die Akupressur bietet einige Möglichkeiten, hier unterstützend einzugreifen und die Veranlagung zu mindern:

- Rubbeln Sie am Hals links und rechts entlang der Halsschlagadern.

- Reiben Sie aber auch das untere Ende des Brustbeines.

- Und reiben Sie zart die Oberseite Ihrer Brüste

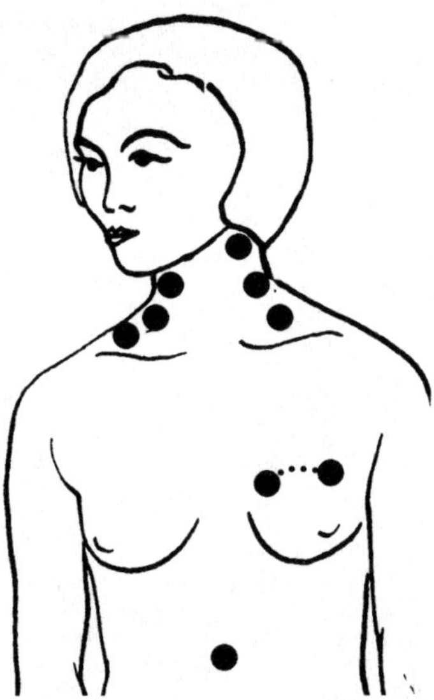

Menstruationsstörungen

Viele junge Mädchen und Frauen haben Probleme mit ihren monatlichen Tagen: Entweder treten die Blutungen zu oft, zu selten oder zu unregelmäßig auf. Selbstverständlich muss unbedingt der Arzt aufgesucht werden. Doch die Akupressur bietet hier unterstützend Hilfe an:

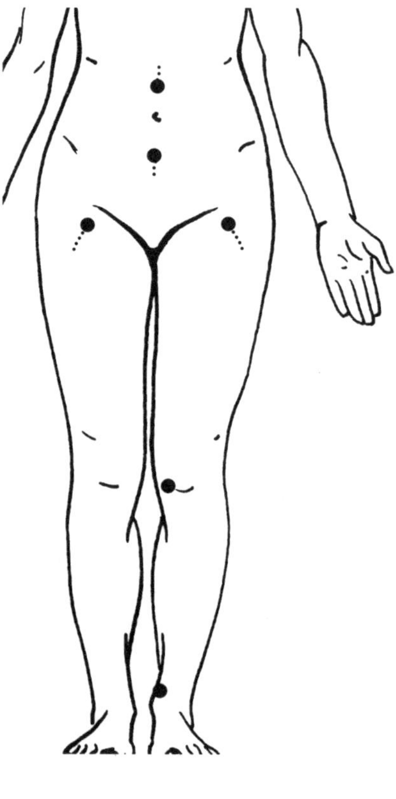

- Rubbeln Sie eine Hand breit über dem Nabel, aber auch eine Handbreit unter dem Nabel sowie in den Leisten. Weiters reiben Sie die innere Seite der Kniescheibe und oberhalb der inneren Knöchel

- Eine wichtige Rubbel-Zone liegt links und rechts der ganzen Wirbelsäule vom Nacken bis zum Steißbein. Lassen Sie sich dort von jemand regelmäßig reiben.

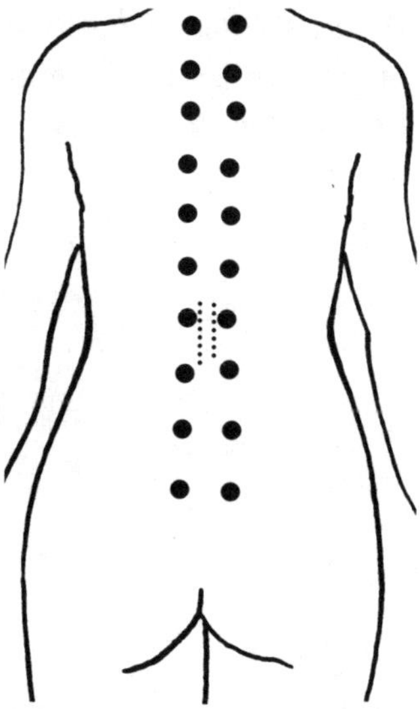

Zusätzliche unterstützende Therapie:
- Halten Sie den Unterleib warm.

Menstruationsschmerzen

Manche Frauen leiden Monat für Monat unter entsetzlichen Schmerzen, wenn sie ihre Tage haben. Sie greifen dann sehr oft zu starken und schädlichen schmerzstillenden Medikamenten. Versuchen Sie es doch vorher mit der Akupressur:

- Rubbeln Sie die Innenseite des Kniegelenks, die Innenseite der Kniescheibe, die Fußinnenseite hinter dem Fußknöchel und unterhalb des Fußknöchels. Reiben Sie danach den Ballen der großen Zehe und den äußeren Fersenballen.

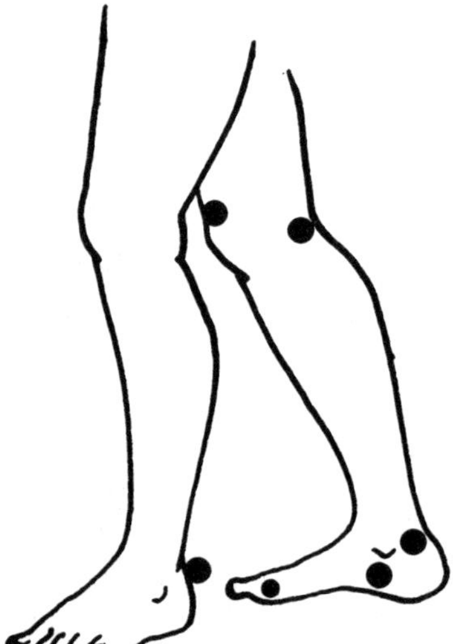

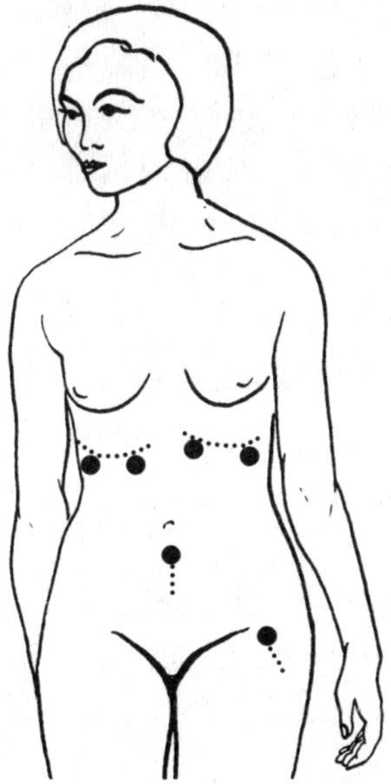

- Außerdem rubbeln Sie unter dem Nabel, in den Leisten und unterhalb der Brüste auf dem letzten Rippenbogen

- Lassen Sie sich von jemand vom Nacken bis zum Steißbein links und rechts von der Wirbelsäule den ganzen Rücken rubbeln.

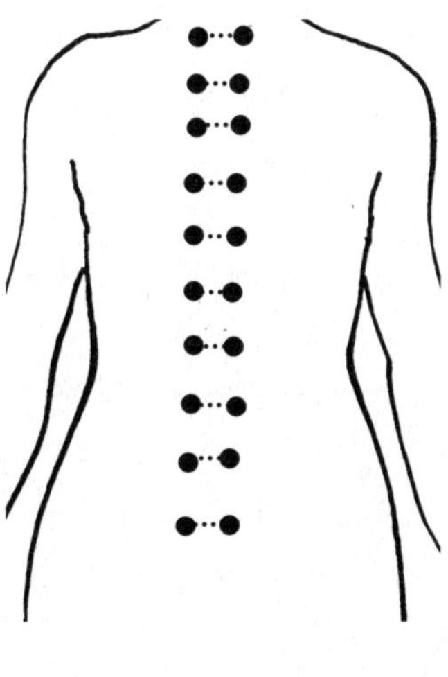

Scheiden-Jucken

Frauen in den mittleren Jahren leiden sehr oft auf Grund von Hormonstörungen unter einem lästigen und quälenden Jucken der Scheide. Die Folge sind Störungen im Sexualleben und Angst vor dem Harnlassen. Sehr oft kann auch der Arzt nicht viel helfen. Die Akupressur kennt dagegen ein paar wirksame Übungen:

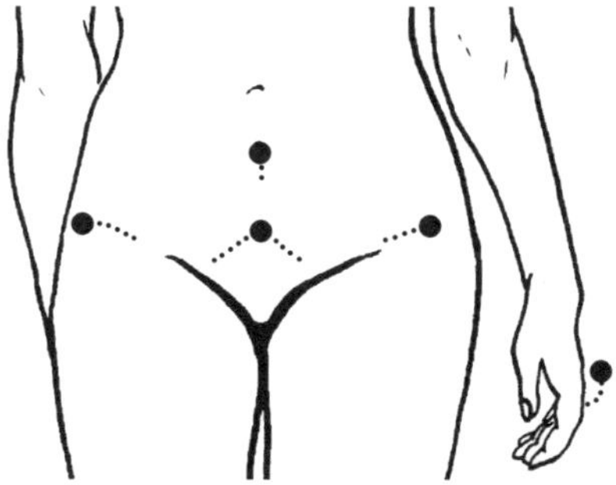

- Rubbeln Sie mit dem Zeigefinger eine Handbreit unter dem Nabel.

- Dann rubbeln Sie das Schambein und die Leisten.

- Danach reiben Sie die ganze Kniekehle und den Knöchel des Innenfußes.

- Schließlich rubbeln Sie die Falte zwischen dem vierten und fünften Finger.

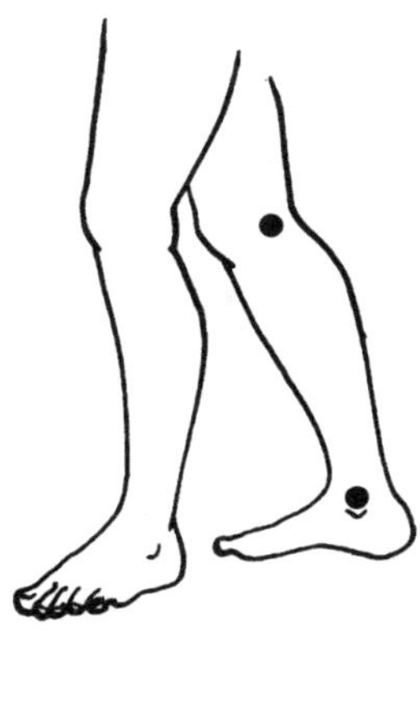

Weißfluss

Viele Frauen im Alter zwischen 18 und 55 Jahren leiden am Weißfluss oder Ausfluss, einer sehr lästigen und unangenehmen Frauenkrankheit. Zumeist handelt es sich um eine Pilzerkrankung auf Grund eines nicht intakten Immunsystems. Die Erkrankung gehört ausnahmslos in die Hand des Frauenarztes. Dennoch sollte man unterstützend auch die Akupressur anwenden:

- Rubbeln Sie die Hautflächen links und rechts neben dem Nabel, dann die Scham und die gesamte Hüftgegend.

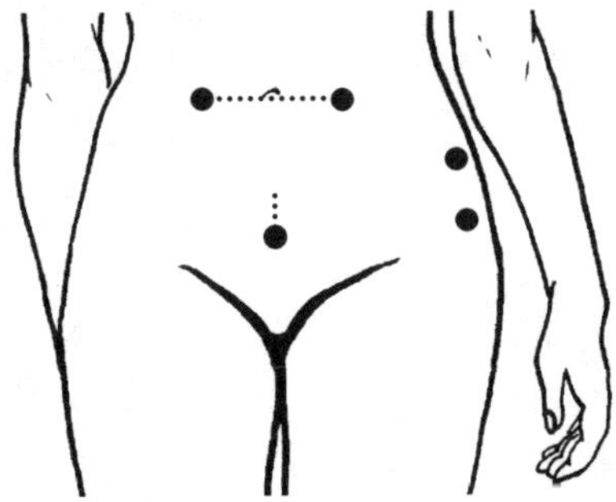

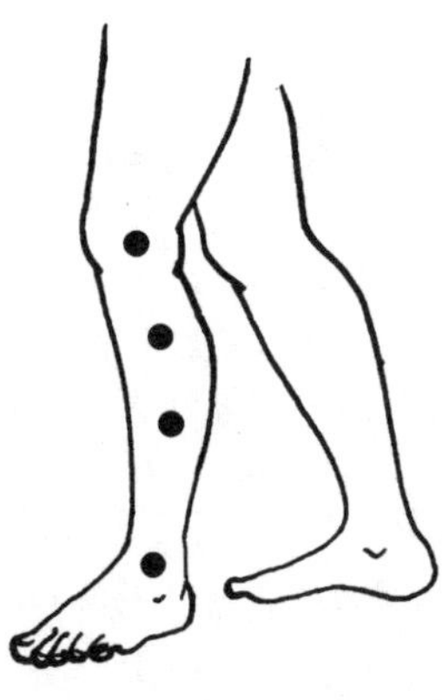

- Danach reiben Sie die Unterschenkel-Außenseite vom Kniegelenk abwärts entlang der Wadenseite bis oberhalb des Fußknöchels.

Blasenkatarrh

In der kühlen und kalten Jahreszeit handeln sich vor allem Frauen sehr leicht einen Blasenkatarrh ein. Die Harnblase ist entzündet und schmerzt. Der Drang zum Harnlassen ist enorm und bringt vor allem unterwegs viele Probleme. Zusätzlich zur ärztlichen Behandlung kann die Akupressur helfen:

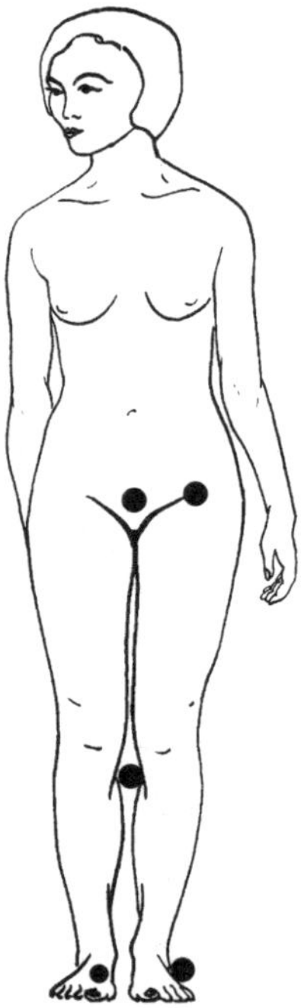

- Rubbeln Sie die Leistengegend, danach die Hautfläche unterhalb der Kniekehle, den Knöchel der Fußaußenseite und den gesamten Mittelfußknochen.

- Zusätzlich rubbeln Sie die Fläche über der Schamfuge.

Zusätzliche unterstützende Therapie:
- Halten Sie den Unterleib warm.

Bettnässen

Etliche Kinder leiden unter Bettnässen. Meist sind seelische und nervliche Störungen die Ursache dafür. Viele Eltern versuchen es mit allen Mitteln, die Kinder davon wegzubekommen, sehr oft ohne Erfolg. Bei etlichen Kindern helfen einfache Rubbel-Massagen:

- Rubbeln Sie mit dem Zeigefinger und dem Daumen die Schamgegend des Kindes, danach die Mitte der Oberschenkel.

- Anschließend reiben Sie die Kniescheiben, die inneren Fußknöchel und die Wurzel der kleinen Zehe.

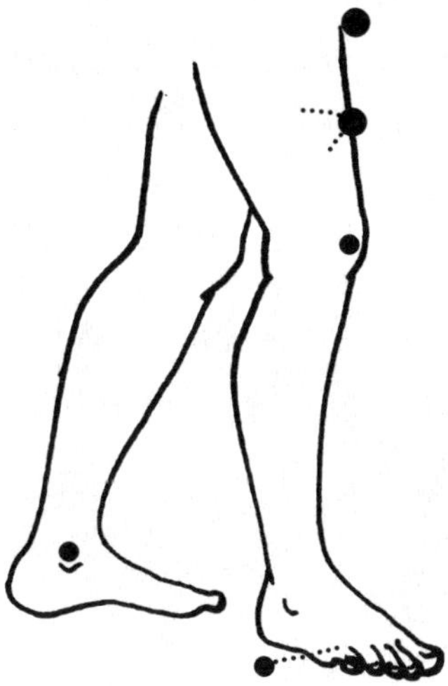

Zusätzliche unterstützende Therapie:

- Geben Sie dem Kind vor dem Zubettgehen kein Getränk mehr.
- Bereiten Sie dem Kind jeden zweiten Tag ein ansteigendes Fußbad.

Blasenschwäche, Harnstörungen

Im fortgeschrittenen Alter leiden Frauen und Männer unter Blasenschwäche und damit verbundenen Harnstörungen. Die Folge: Sehr oft geht Harn unkontrolliert ab. Es gibt dafür viele Ursachen. Das Leiden gehört in die Hand des Arztes. Dennoch sollten Sie unbedingt auch die Akupressur anwenden:

- Rubbeln Sie knapp über dem Nabel, auf der Schamfläche und in den Leisten.

- Außerdem rubbeln Sie in der Mitte der Oberschenkel, an der Beininnenseite des Knies und ein Stück unter der Kniekehle unmittelbar darunter und an der Innenkante der Kniescheibe.

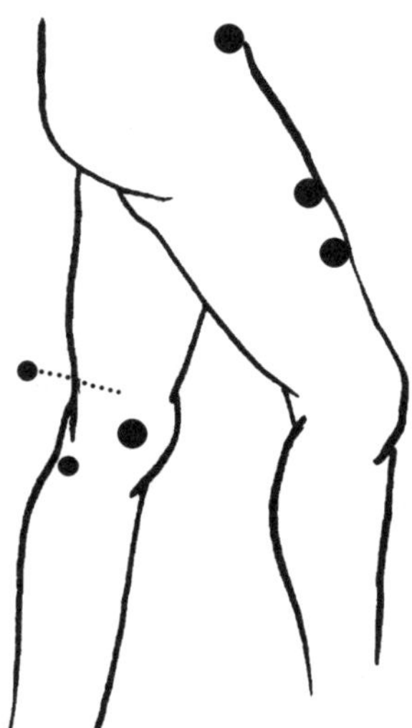

- Eine zusätzliche Rubbel-Zone liegt über dem fünften Mittelfußgelenk.

VII. Die Akupressur für die Gliedmaßen

Wie man das Gesundreiben an Armen, Händen, Beinen und Füßen erlernt

Die Akupressur an Armen und Händen

Sie werden es beim Studium des vorliegenden Buches schon selbst bemerkt haben: An Händen, Armen, Ellenbogen, ja an den einzelnen Fingern gibt es eine Menge beachtlicher Rubbel-Zonen, von denen man aus viele Teile des übrigen Organismus beeinflussen kann.

Durch Rubbeln von Armen und Händen können nachweislich folgende Störungen gelindert und zum Teil auch geheilt werden: steife Finger, Neuralgien, Arthritis, Muskelerschlaffung, Durchblutungsstörungen, Krämpfe, Armschmerzen und Schwellugen.

An den Händen - vor allem im Handgelenk - liegen Rubbel-Zonen zur Beeinflussung von Dünndarm, Dickdarm und für die gesamte Verdauung. Die Handinnenseite wieder hat eine direkte Verbindung zu Herz und Lunge.

Die Akupressur an Beinen und Füßen

Probleme und Schmerzen an den Beinen selbst und an der Wirbelsäule können von einer Reihe von Rubbel-Zonen an den Beinen bekämpft werden. Auch das haben Sie im vorliegenden Buch schon selbst erkennen können.

An den Füßen befinden sich Rubbel-Zonen, welche direkt auf Magen, Leber, Galle, Blase, Niere und Milz wirken. Wenn Sie sich nicht wohl fühlen, ist daher immer ein guter Rat, der nicht schaden kann: Setzen Sie sich hin und massieren Sie sich ganz fest beide Füße, vor allem die Fersen, die Knöchel, die Zehen und die Fußsohlen.

Tennisarm

Wer sehr oft Tennis spielt, viel an der Schreibmaschine oder am Schreibcomputer arbeitet, zieht sich mitunter einen Tennisarm, eine schmerzhafte Entzündung im Bereich des Gelenkfortsatzes am Ellenbogengelenk, zu. Auch Träger, Gärtner, Maler und Tischler leiden sehr oft unter dieser Erkrankung. Die Akupressur hilft, die Schmerzen in kurzer Zeit in den Griff zu bekommen:

- Rubbeln Sie im Ellenbogengelenk und an der Gelenkseite des Armes.

- Zusätzlich reiben Sie das äußere Handgelenk sowie die Handkante an der Seite des kleinen Fingers.

- Und dann lassen Sie sich die Schulterblätter rubbeln.

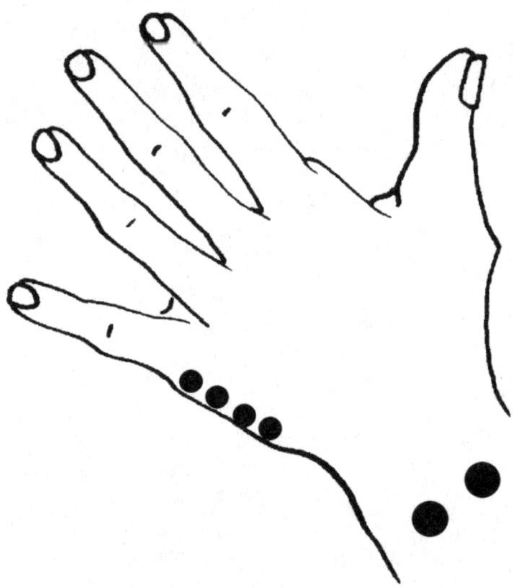

Kribbeln im Arm

Durch mangelnde Bewegung kommt es oft bei älteren Menschen zu einem kribbelnden Gefühl im Arm. Oder aber man hat gar kein Gefühl. Dann spricht man vom «eingeschlafenen» Arm. Die Akupressur kann da sehr helfen:

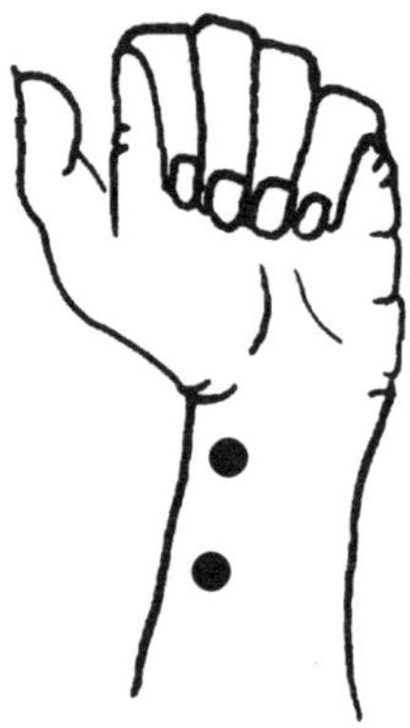

- Rubbeln Sie die Pulsstelle am inneren Unterarm mit Schwerpunkt auf der Daumenseite.

- Dann reiben Sie den Fuß drei Finger über dem inneren Knöchel.

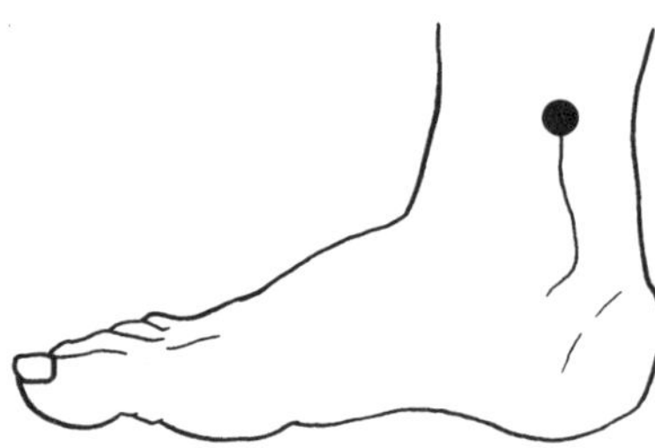

- Zusätzlich lassen Sie sich von jemand zart den Rücken rubbeln.

Gesäß-Schmerzen

Wer viel im Beruf sitzt oder wer unglücklich gestürzt ist, klagt oft über Gesäß-Schmerzen. Setzen Sie dagegen unbedingt auch die Akupressur ein:

- Rubbeln Sie den Unterarm dicht über dem Handgelenk.

- Außerdem reiben Sie die Scham-Zone.

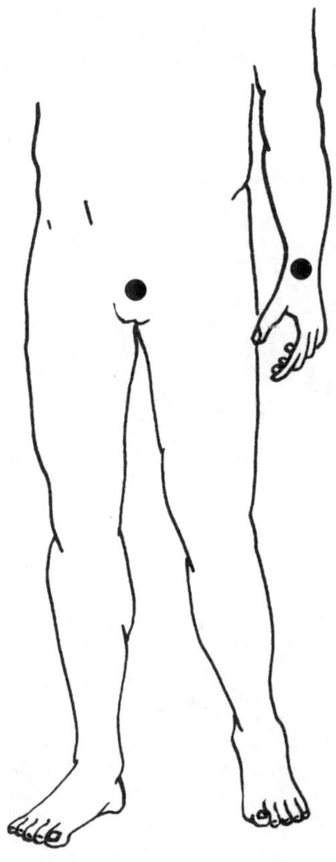

Zellulitis

Vor allem Frauen leiden unter der Zellulitis, auch Orangenhaut genannt. Es gibt soviele Rezepte dagegen, aber nur wenige bringen Erfolg. Setzen Sie im Kampf gegen die hässliche Haut vorwiegend an Oberschenkeln und Oberarmen auch die Akupressur ein:

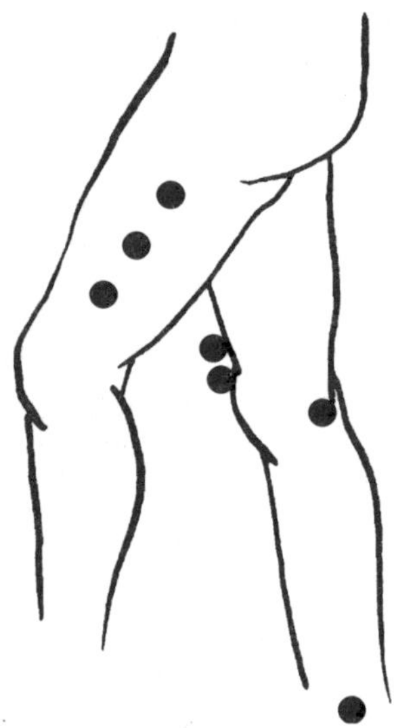

- Rubbeln Sie die Außenseiten der Oberschenkel, dann die Vorderseite über dem Knie. Zusätzlich reiben Sie die Kniekehle. Und schließlich die Knöchel am Innenfuß

Zusätzliche unterstützende Therapie:
- Essen Sie wenig Fett, wenig Fleisch, dafür viel rohes Obst und Gemüse.
- Gehen Sie regelmäßig Radfahren und Schwimmen.

Knieschmerzen

Durch eine Überbelastung der Wirbelsäule leiden heute viele Menschen an Knieschmezen, speziell abends nach einem anstrengenden Tag. Setzen Sie dagegen die Akupressur ein:

- Rubbeln Sie die Außenseite der Oberschenkel, die Außenseite knapp unter dem Knie, das Kniegelenk selbst und schließlich den äußeren Fußknöchel und das Fersenbein dahinter

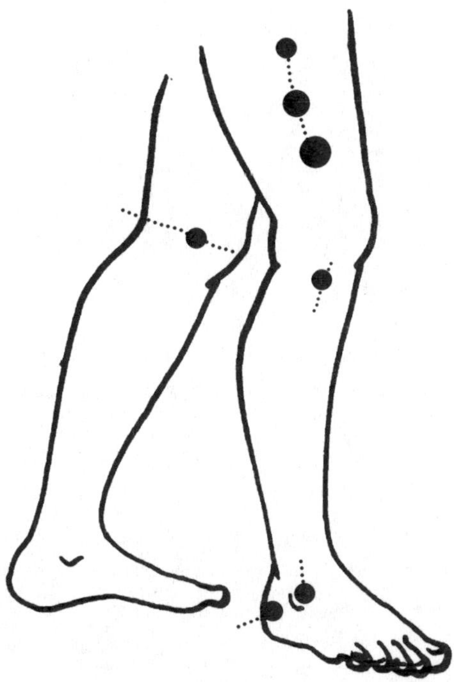

Geschwollene Knie

Geschwollene Knie sind ein vielverbreitetes Leiden bei übergewichtigen Menschen oder Frauen und Männern, die einen stehenden Beruf ausüben. Helfen Sie sich abends zum Entspannen mit der Akupressur:

- Rubbeln Sie die äußere Seite des Kniegelenks, dann den Beginn und das Ende der Wade. Außerdem reiben Sie die Wurzel der vierten Zehe.

- Eine wichtige Rubbel-Zone ist das obere Drittel des äußeren Unterarms.

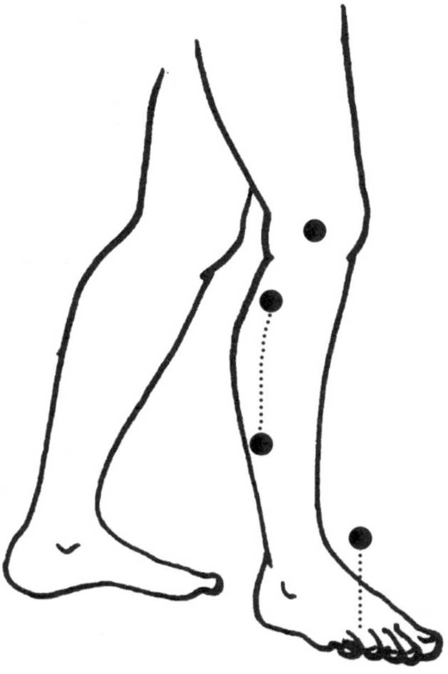

Bein-Beschwerden

Bei Berufen, die langes Stehen oder Herumgehen verlangen, werden die Beine sehr beansprucht und reagieren abends nach getaner Arbeit mit Beschwerden. Helfen Sie sich gegen diese Schmerzen mit der Akupressur:

- Rubbeln Sie mit dem Zeigefinger die Beininnenseite beim Kniegelenk.

- Reiben Sie den unteren Teil der Wade und die Mitte des Schienbeines.

- Schließlich rubbeln Sie an den äußeren Fußknöcheln, an der äußeren Fußkante sowie an der kleinen Zehe.

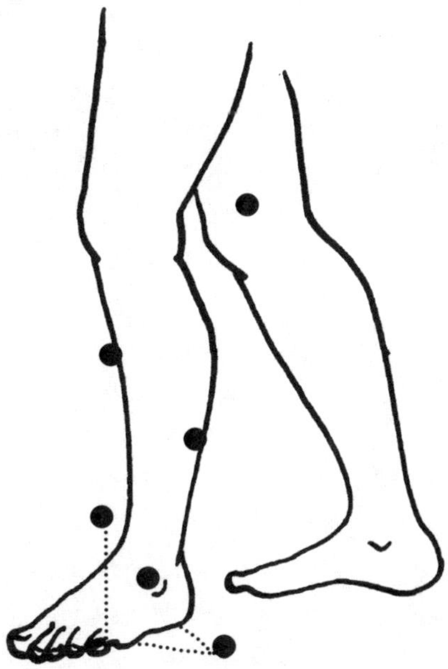

Krampfadern

Wer Schmerzen mit beginnenden Krampfadern hat oder wer den Krampfadern vorbeugen will, weil er die Neigung dazu hat, der sollte entsprechende Übungen mit der Akupressur machen:

- Rubbeln Sie den ganzen Bezirk rund um die inneren Fußknöchel, aber sehr fest.

- Und dann reiben Sie die Fläche, die sich auf dem Bein eine Handbreit oberhalb befindet .

- Wenn Sie an Krampfadern leiden, müssen Sie sich unbedingt in ärztliche Behandlung begeben. Die vorbeugende Wirkung der Akupressur sollte sehr ernst genommen werden

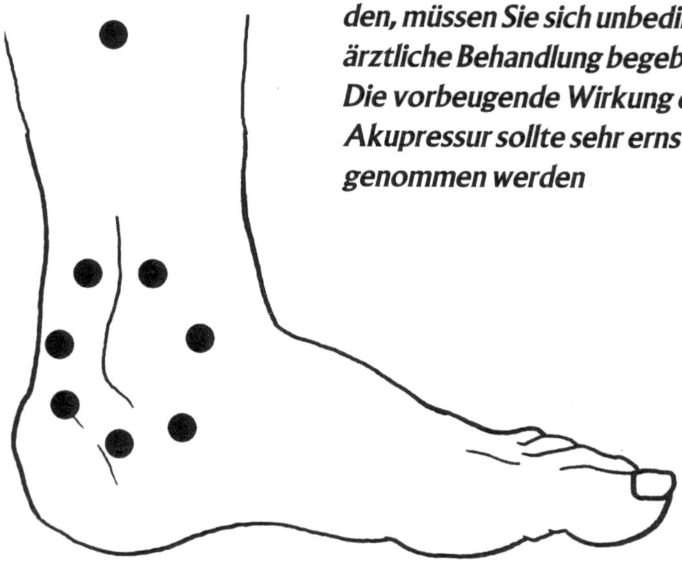

Raucherbein

Wenn jemand raucht, wenig Bewegung macht, zu wenig Vitamine zu sich nimmt, oder wenn Mädchen und Frauen rauchen und außerdem die Pille nehmen, dann kann es zu starken Durchblutungsstörungen in den Beinen kommen, die schließlich zum gefürchteten Raucherbein werden. Wenden Sie vorbeugend und im Anfangsstadium des Leidens die Akupressur an:

- Rubbeln Sie die Beininnenseiten von den Knöcheln aufwärts und die Beinaußenseiten vom Kniegelenk abwärts.

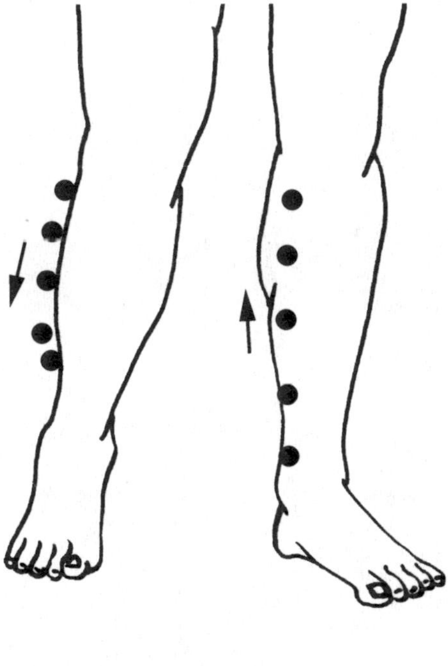

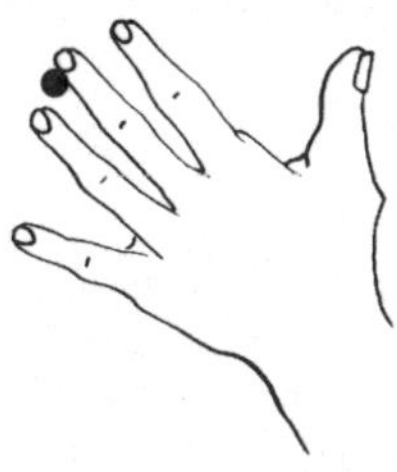

Rubbeln Sie außerdem das Nagelbett des Mittelfingers auf der Seite zum Ringfinger.

Kniearthrose

Kniearthrose kann besonders starke Schmerzen vermitteln. Wenden Sie zusätzlich zur ärztlichen Behandlung die Akupressur an:

- Rubbeln Sie die Kniekehlen, danach am äußeren Bein vom Knie die Wade abwärts.

- Und ganz wichtig: Reiben Sie intensiv die Kanten der Kniescheiben.

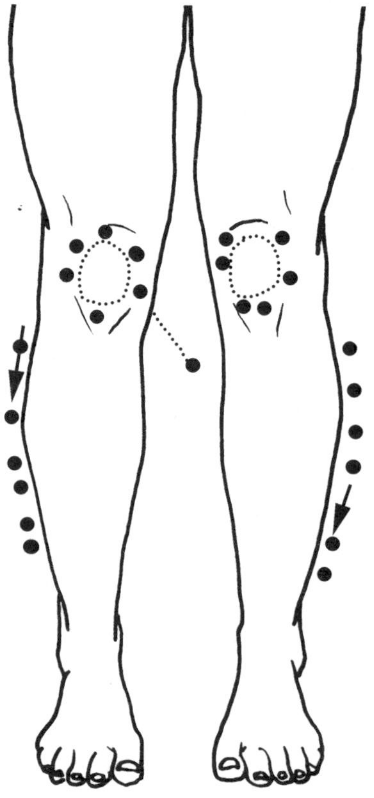

Wadenkrampf

Der Wadenkrampf ist nicht nur unangenehm. Er kann - wenn man ihn beispielsweise am Steuer des Autos oder beim Schwimmen bekommt - sehr gefährlich sein. Das Leiden kann Menschen in jedem Alter befallen. Mit der Akupressur kann man sich sofort Schmerzfreiheit verschaffen und den Krampf lösen:

- Rubbeln Sie vom unteren Gesäßrand an die Rückseite der Beine bis in die Kniekehle hinunter.

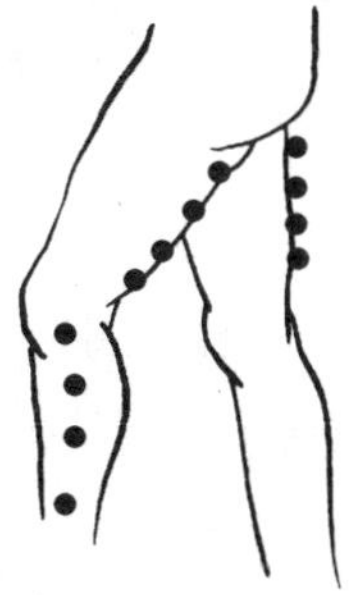

- Rubbeln Sie aber ebenso die Außenseite der Beine vom Knie zu den Knöcheln hinunter.

- Der allerwichtigste Rubbel-Griff aber: Reiben und kneten Sie die Mitte Ihrer Fußsohlen und drücken Sie dann die Fußsohlen gegen eine Wand.

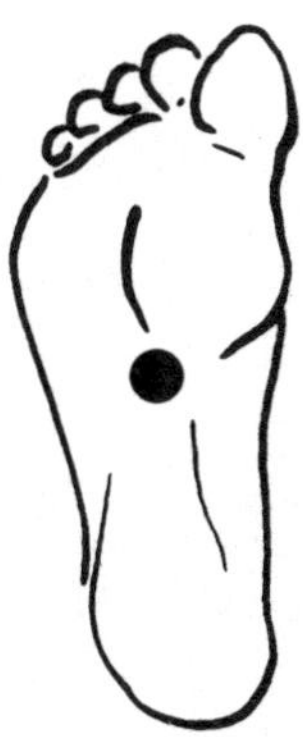

- Die Rubbel-Zonen gegen den Wadenkrampf müssen sehr kräftig behandelt werden.

Fußschmerzen

Wer lange gewandert ist, intensiv gejoggt hat oder einen Beruf hat, bei dem er viel gehen und stehen muss, der leidet oftmals abends zu Hause unter brennenden Fußschmerzen. Lindern Sie Ihre Qual mit der Akupressur:

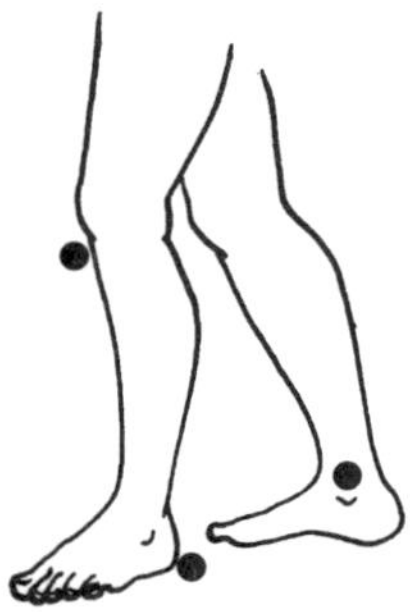

- Rubbeln Sie mit dem Zeigefinger den Hautbezirk unter den Kniescheiben, weiters oberhalb der inneren Knöchel und reiben Sie ganz fest die Fersen.

- Rubbeln Sie mit dem Daumen die Mitte der Fußsohle und die Fußballen.

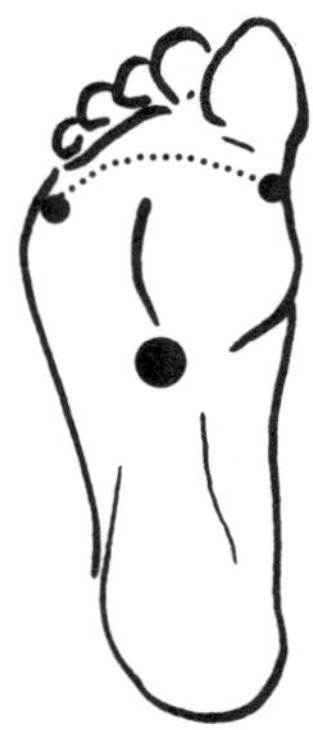

VIII. Die Akupressur für die Seele

Wie man das Gesundreiben für die bessere innere Verfassung erlernt

Die Akupressur für das seelische Wohlbefinden

Schon in der Antike und im Mittelalter wusste man sehr wohl, dass das Reiben und Massieren mit den Händen und Fingern nicht nur körperliche Probleme, sondern auch seelische Befindlichkeitsstörungen lindern und besiegen kann. Dabei kommen zwei Dinge zusammen:

- Erstens hat bereits das Auflegen und das Reiben der Hand auf der Haut eine beruhigende, magnetische Wirkung auf unser Inneres.

- Und zweitens kann man über die Rubbel-Zonen auch die Seele aktivieren und positiv beeinflussen.

Ganz wichtig dabei ist, dass die Rubbel-Bewegungen besonders sanft und vorsichtig durchgeführt werden.

Seelische Spannungen

In unserer hastigen, zum Teil oberflächlichen Zeit, die sich so wenig der Mensch-zu-Mensch-Beziehung widmet, leiden viele Menschen im Berufsleben und privat unter ständigen seelischen Spannungen, die mit der Zeit auch körperliche Leiden auslösen können. Sie können mit der Akupressur dagegen ankämpfen:

- Suchen Sie mit dem Zeigefinger an der Schädelbasis, wo der Nacken beginnt, genau die Vertiefung und rubbeln Sie dort. Von dieser Stelle gehen Impulse ins Gehirn, zur Schilddrüse und zu den Nebennieren. Es werden Hormone produziert, und die sorgen für Entspannung und seelische Erleichterung.

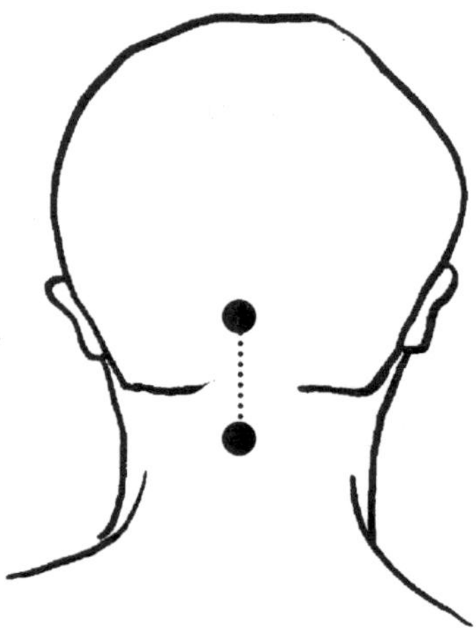

Nervosität

Termine, Streit, Intrigen und Lärm sind heute schuld daran, dass Menschen jeden Alters unter Nervosität leiden. Stärken Sie sich dagegen mit der Akupressur:

- Rubbeln Sie wieder die bewusste Vertiefung zwischen dem Ende des Schädelknochens und dem Beginn des Nackens.

- Rubbeln Sie aber auch die Stelle hinter der Kinnlade und in der Mitte der Schädeldecke.

- Sehr wichtig ist auch die Rubbel-Zone auf der Brust vor den Achselhöhlen.

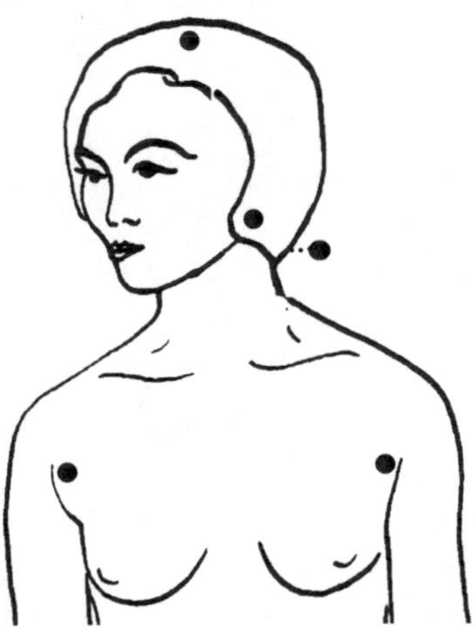

Minderwertigkeitskomplexe

Mehr Menschen in unserem Umfeld, als wir vermuten, leiden unter ständigen oder zeitweisen Minderwertigkeitskomplexen. Eine Reihe von Fehlverhalten resultieren daraus. Mit der Akupressur kann man auch das Selbstbewusstsein stärken:

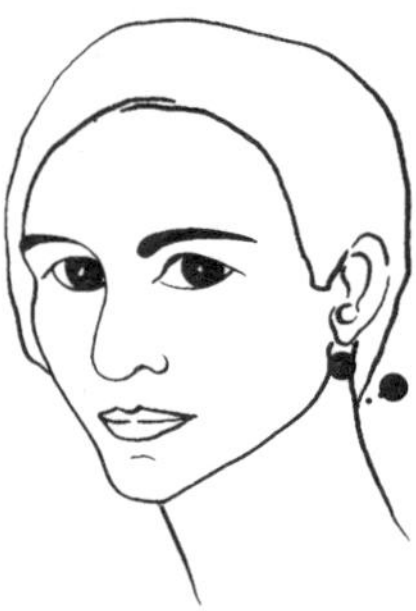

- Wieder ist eine wichtige Rubbel-Zone jene Vertiefung zwischen dem Ende der Schädeldecke und dem Beginn des Nackens.

- Zusätzlich rubbeln Sie möglichst oft die Hautfläche hinter dem Ohrläppchen.

- Außerdem reiben Sie die äußeren Fußknöchel und die Mitte der Fußsohle.

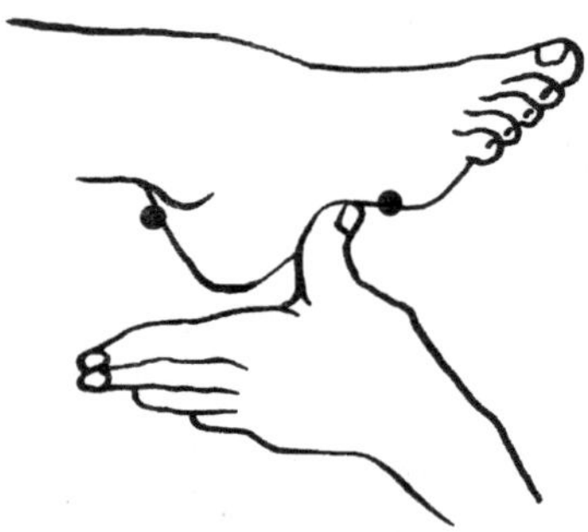

Eifersucht

Niemand ist frei von Eifersucht. Doch sollte sie sich in gewissen Grenzen bewegen, sonst zerstört sie und macht alle Beteiligten unglücklich. Mit der Akupressur kann man sich selbst ein wenig zum Positiven beeinflussen:

- Rubbeln Sie mit dem Zeigefinger an den Backenknochen.

- Reiben Sie aber auch an den inneren Enden der Augenbrauen.

- Und schließlich rubbeln Sie fest zwischen Nasenlöchern und Oberlippe.

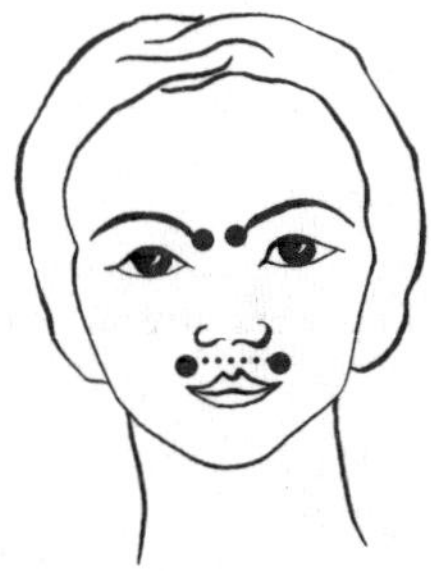

Wenn Sie merken, wie Sie von Eifersucht gepackt werden - egal, ob begründet oder unbegründet -, wenn Sie aus Eifersucht einen Streit vom Zaun brechen wollen, dann beginnen Sie gleich zu rubbeln.

Depressionen

Jeder von uns hat im Leben Augenblicke, in denen er zu Depression neigt. Wenn es sich nicht um ein schweeres seelisches Leiden handelt, sondern um eine leichte, oft unbegründete seelische Verstimmung, kann man mit der Akupressur innere Stimmungen zum Positiven korrigieren:

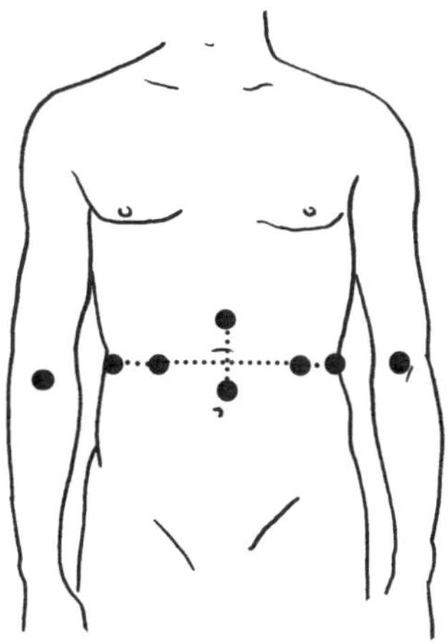

- Rubbeln Sie mit den Fingerkuppen den Oberbauch.

- Dann reiben Sie mit dem Daumen die Ellenbogenfalte.

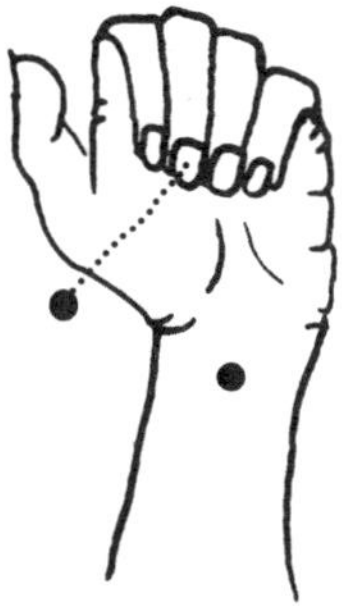

- Schließlich rubbeln Sie mit dem Daumen der einen Hand den Puls der anderen Hand und anschließend die Nagelfläche des Mittelfingers der anderen Hand

- Lassen Sie sich zusätzlich von jemand den ganzen Rücken rubbeln.

Ängste

Egal, wie alt wir sind: Wir werden sehr oft im Beruf und im Privatleben von Ängsten verfolgt und gequält. Mit der Akupressur kann man sich gegen solche Zustände stärken:

- Rubbeln Sie die inneren Fußknöchel.

- Reiben Sie das Schienbein vom Knie abwärts und gleich danach den Nagelfalz des kleinen Fingers neben dem Ringfinger.

- Schließlich rubbeln Sie sanft das Brustbein von der unteren Spitze nach oben.

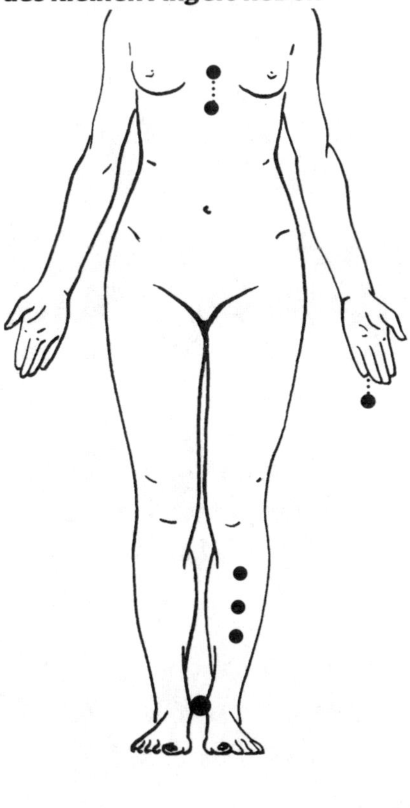

Sucht-Probleme

Egal, ob man gegen Fresssucht, gegen Rauchen, Alkohol und andere Süchte ankämpft: Die Akupressur kann dabei eine interessante, unterstützende Hilfe sein:

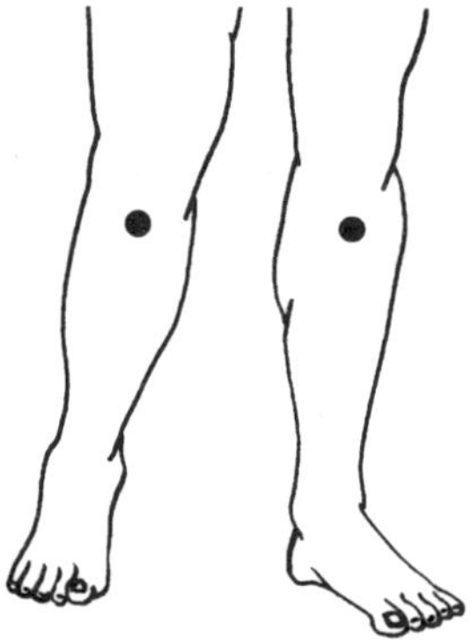

- Rubbeln Sie den Beginn des Schienbeines unterhalb des Knies in Richtung nach unten.

- Rubbeln Sie aber auch das Brustbein vom unteren Ende nach oben.

- Zusätzlich reiben Sie sich vier Finger breit über der Stirn die Schädeldecke.

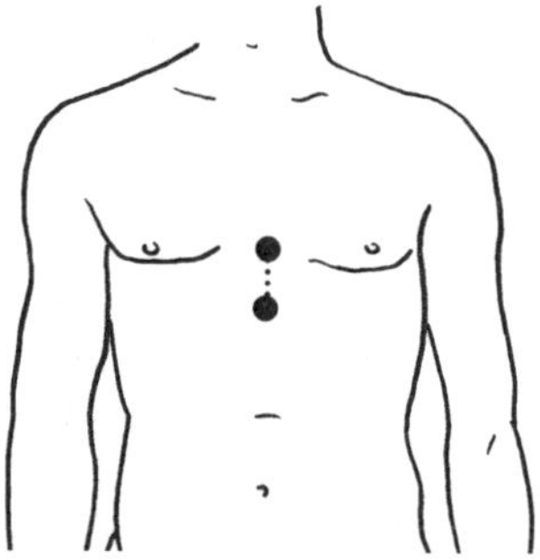

Wichtig dazu ist: Jeder Suchtentzug gehört in die Hand eines erfahrenen Arztes.

IX. Akupressur und Immunkraft

Wie man mit Gesundreiben die eigenen Abwehrkräfte stärkt

Die Akupressur und die Immunkraft

Das Schlagwort von der Immunkraft ist erst in den letzten Jahren so richtig aktuell geworden. Schulmedizin und Naturheilkunde sind zu der Erkenntnis gelangt: Nur mit intakten Abwehrkräften kann sich der Körper gegen eindringende Feinde und Krankheiten wehren. Zur Kräftigung der Immunkraft kann auch die Akupressur etwas beitragen. Durch das Aktivieren bestimmter Rubbel-Zonen auf der Hautoberfläche werden Impulse ausgelöst, welche die Schutzfunktionen des Körpers stärken. Ein ganz wesentlicher Griff für die allgemeine Immunkraft ist die Vertiefung zwischen dem Ende der Schädeldecke und dem Anfang des Nackens. Diese Stelle sollte man zwischendurch des öfteren rubbeln, um sich fit zu halten.

Gripppe

Wenn Grippe-Erreger vor allem im Winter die Luft erfüllen, werden zuerst jene von uns davon befallen, deren Immunsytem nicht stark genug ist. Grundsätzlich ist natürlich zu sagen, dass im Falle einer Grippe immer der Arzt verständigt und zu Rate gezogen werden sollte. Die Akupressur kann niemals die reguläre Behandlungsmethode sein. Aber man kann die Ausheilung der Grippe beschleunigen und man kann vor allem in Grippezeiten den Organismus mit diesen Massage-Übungen stark machen und einer Grippeinfektion oder zumindest einer schweren Grippe vorbeugen. Und so funktioniert die Akupressur gegen Grippe:

- Rubbeln Sie mit dem Daumen der einen Hand 3 bis 4 Finger breit unterhalb des äußeren Handgelenks der anderen Hand.

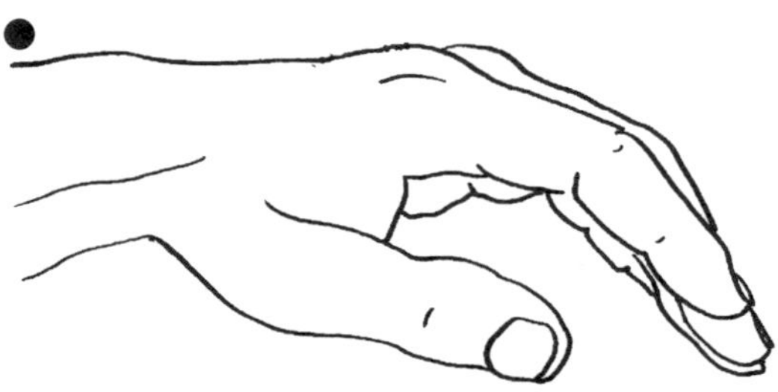

- Weiter rubbeln Sie an der Innenseite des Fußes hinter dem Knöchel.

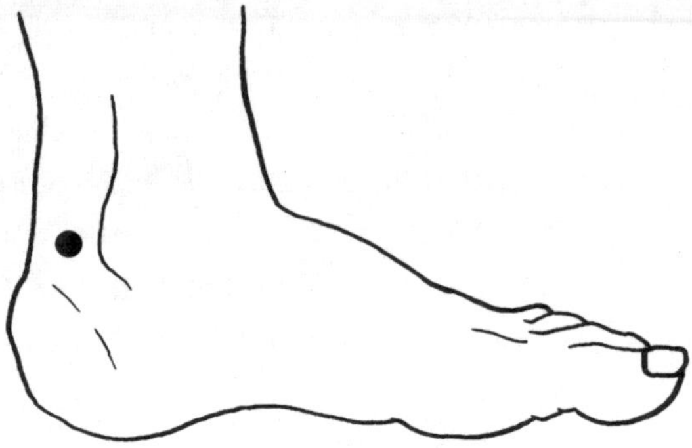

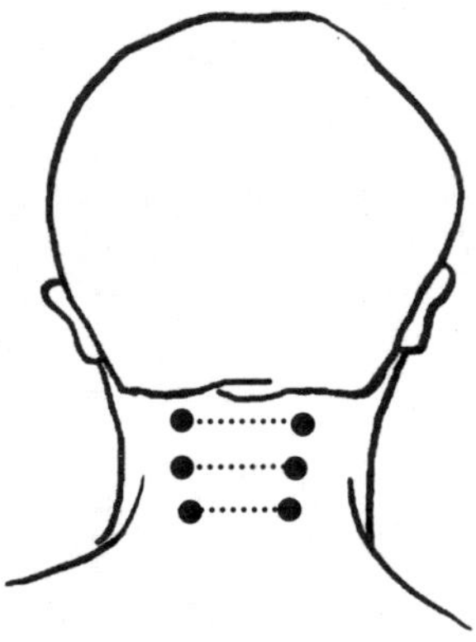

- Und zuletzt reiben Sie kräftig im Nacken links und rechts der Halswirbel und bis hinunter zum zweiten Brustwirbel.

Zusätzliche unterstützende Therapie:

- Genießen Sie ein heißes Fußbad und gehen Sie dann zu Bett.

Hautpilz-Erkrankungen

Es gibt heute in Bädern und Saunaräumen nicht mehr Bakterien, Viren und Pilze als früher. Nur heutzutage wird der menschliche Organismus, der ein schlechtes Abwehrsystem hat, nicht mehr so gut damit fertig, weil er durch die gesamte Umweltsituation bedeutend geschwächt ist. Daher ist es wichtig, das wir uns alle gegen die Gefahr von Hautpilzekrankungen stärken. Dabei hilft die Akupressur:

- Rubbeln Sie sich unterhalb des Bauchnabels und am äußeren Ellenbogen.

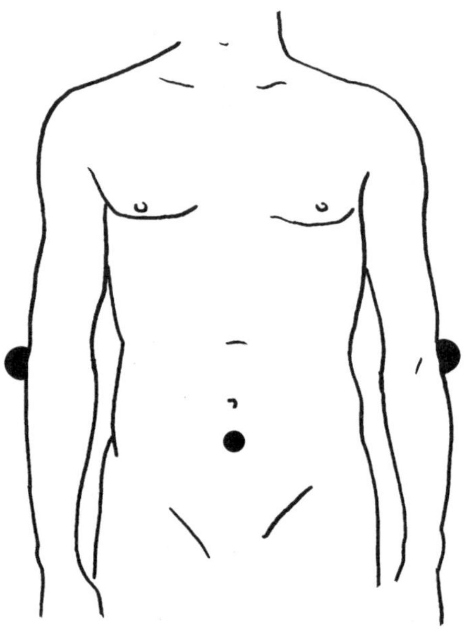

- Reiben Sie das Zäpfchen am Eingang des Ohres.

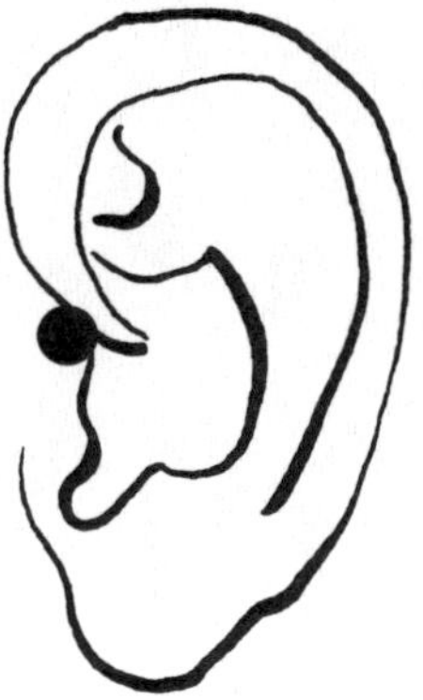

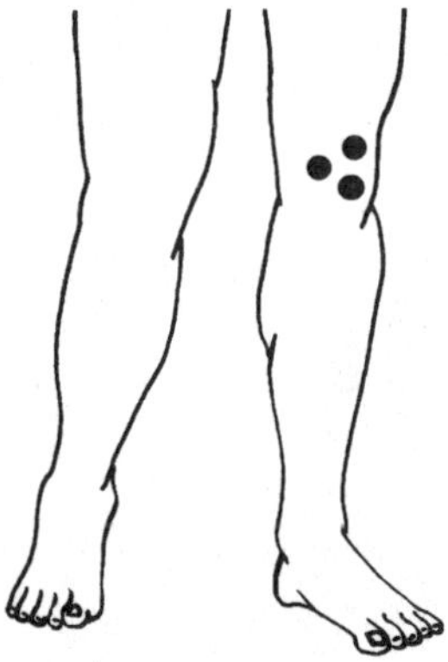

- Und zuletzt rubbeln Sie direkt die Flächen der Kniescheiben.

- Wichtig ist, dass man in der Akupressur niemals eine Heilmethode für Hautpilzerkrankungen sieht. Die Impulse sind einzig und allein zur Stärkung des Körpers gegen die Gefahr von solchen Infektionen gedacht. Die Hautpilzerkrankung kann einzig und allein ein erfahrener Hautarzt behandeln.

Zusätzliche unterstützende Therapie:

- Essen Sie reichlich Hirse-Gerichte. Die Kieselsäure der Hirse baut den natürlichen Säuremantel der Haut auf. Und er ist der beste Schutz gegenüber Pilzerkrankungen.

Sachregister

A

B

D

E

F

T

U

V

W

Z